AF500514

FERRET 1975

Les

Glandes parathyroïdes

Étude anatomique et expérimentale

par

Le Dr Antoine JOUTY
Ancien Préparateur de Physiologie à la Faculté de Médecine de Lyon,
Ancien Externe des Hôpitaux.

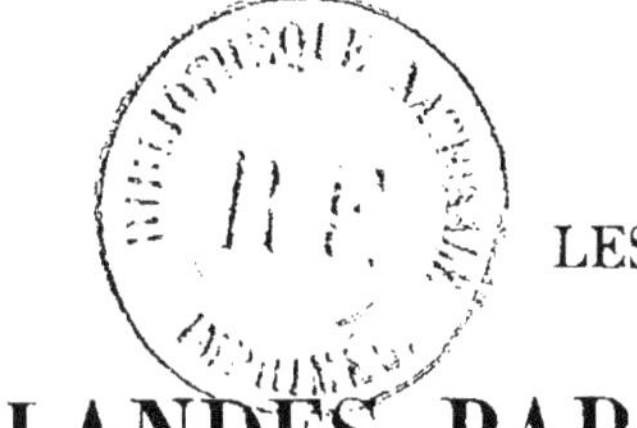

LES

GLANDES PARATHYROÏDES

ÉTUDE ANATOMIQUE ET EXPÉRIMENTALE

LES

GLANDES PARATHYROÏDES

ÉTUDE ANATOMIQUE ET EXPÉRIMENTALE

PAR

Le Dr Antoine JOUTY

Ancien préparateur de physiologie à la Faculté de Médecine de Lyon,

Ancien Externe des Hôpitaux.

LYON

A. REY & Cie, IMPRIMEURS-ÉDITEURS DE L'UNIVERSITÉ

4, RUE GENTIL, 4

—

1903

A MONSIEUR LE PROFESSEUR J.-P. MORAT

Qui nous fait le grand honneur de présider notre thèse.

A M. LE PROFESSEUR MAURICE DOYON

Je dédie ce modeste travail en hommage de profonde reconnaissance.

A. J.

J'ai à cœur de remercier, au commencement de ce travail qui doit terminer mes études médicales; tous les maîtres qui, soit dans les Hôpitaux, soit à la Faculté, ont guidé mes pas, m'ont instruit par leurs leçons et leurs conseils et m'ont honoré aussi de leur affection. M. le professeur Poncet, envers qui j'ai contracté une dette de reconnaissance pour les marques d'intérêt et de dévouement qu'il s'est plu à me montrer dans plusieurs circonstances, MM. les Drs Chappet et Garel, médecins des Hôpitaux, M. le professeur Gailleton, ont été mes maîtres pendant mes années d'externat, je leur adresse ici l'expression de ma sincère reconnaissance.

J'ai eu le bonheur de faire une longue suppléance d'interne dans le service d'enfants de M. le Dr Rabot, à la Charité; auprès de lui j'ai beaucoup appris, et je le prie d'accepter mes remerciements pour l'excellent accueil qu'il m'a fait.

Je garderai toujours un souvenir reconnaissant et affectueux du regretté professeur Ollier, qui fut mon premier maître et auprès duquel je suis resté près d'une année entière.

M. le Dr Weill, professeur de clinique des maladies des enfants, M. le professeur Maurice Pollosson, chirurgien de l'Hôtel-Dieu, M. le Dr Albertin, chirurgien des Hôpitaux, M. le professeur agrégé

Bérard, chirurgien de la Charité, tels sont encore les maîtres sous l'œil desquels j'ai travaillé et auxquels doivent aller mes sentiments de gratitude.

MM. les Drs Mouisset, médecin de l'Hôtel-Dieu et Delore, assistant du professeur Poncet, m'ont prodigué avec beaucoup d'amabilité leurs soins à un moment où ma santé était chancelante. Je veux leur renouveler encore mes sincères remerciements.

A la Faculté de Médecine, M. le professeur Morat m'a accueilli dans son laboratoire de physiologie avec une bonté que je n'oublierai jamais. Avec M. le professeur Maurice Doyon, ils m'ont prodigué tous deux, pendant les trois années où j'ai été leur préparateur, leurs conseils savants et éclairés. Ils n'ont cessé de me témoigner des marques d'intérêt et d'affection. Qu'ils soient assurés aujourd'hui que l'élève leur restera profondément attaché et reconnaissant de tout ce qu'ils ont fait pour lui.

M. le Dr Chanoz, chef des travaux de physiologie, a été pour moi un ami sûr et dévoué; qu'il veuille bien recevoir ici l'expression de mes sentiments affectueux.

Enfin, je veux dire encore mon inaltérable amitié à mes chers amis René Leriche, interne des Hôpitaux et Eugène Fontanilles, interne de l'Hôpital Saint-Joseph, avec lesquels j'ai vécu pendant presque toutes mes années d'études, dans une intimité délicieuse qui a été pour moi bien souvent un puissant réconfort au milieu des heures douloureuses que j'ai pu souffrir.

LES

GLANDES PARATHYROÏDES

ÉTUDE ANATOMIQUE ET EXPÉRIMENTALE

INTRODUCTION

L'étude de la fonction dans l'organisme du corps thyroïde soulevée par Schiff en 1859, à la suite d'expériences restées trop longtemps ignorées, ne fut nettement et définitivement posée que par la clinique chirurgicale en 1882.

Le 13 septembre 1882, dans une séance de la Société médicale de Genève, J.-L. Reverdin fit une communication sur les accidents observés à la suite de l'ablation complète de la thyroïde pour des cas de goitre. Kocher, l'année suivante, rapporte une série de 104 observations du même genre, et il se trouve qu'un certain nombre de ses opérés ont présenté les mêmes phénomènes morbides décrits par Reverdin.

On recherche alors dans la littérature médicale si des troubles semblables à ceux que Reverdin venait de signaler n'avaient pas été observés en dehors des opérations sur la glande thyroïde. On trouva alors que

Gull, en 1873, déjà, à la Société clinique de Londres, avait décrit une affection dont les symptômes étaient pareils à ceux des opérés de Reverdin. Ord avait publié, en 1878, deux observations identiques et il avait donné à cette affection encore inconnue le nom de *myxœdème*. Morvan, un médecin de Bretagne, en 1881, écrivit un long mémoire à ce sujet *(Gaz. heb. de Méd. et de Chir.)*. Charcot, enfin, la même année, fit le tableau nosographique du myxœdème et releva dans tous les cas de ce genre l'atrophie de la glande thyroïde.

La clinique avait donné l'éveil. L'attention des physiologistes fut attirée dès lors sur le fonctionnement du corps thyroïde dont l'ablation ou l'atrophie produisait des accidents si graves.

La question entre dans la phase expérimentale avec Schiff qui rappelle alors ses expériences faites en 1856, 1857 et 1858 et malheureusement restées ignorées des chirurgiens dont la hardiesse opératoire aurait été sans doute réprimée s'ils avaient eu connaissance des résultats obtenus par cet auteur. Voici ces données expérimentales : sur 60 chiens auxquels Schiff fait une thyroïdectomie totale, 59 meurent du quatrième au vingt-septième jour qui suivent l'opération après avoir présenté les troubles suivants : Apathie. Mouvements mal assurés. Tremblements dans tous les muscles. Puis convulsions cloniques et tétaniques. Dyspnée. Température abaissée, sauf pendant les crises convulsives où elle s'élève.

De nombreux travaux sont publiés dès ce jour sur cette question et Wagner, de Colzi, Horsley, Albertoni et Tizzoni, Fuhr, etc., viennent confirmer l'opinion de Schiff, c'est-à-dire que l'ablation totale du corps thyroïde est mortelle pour les animaux sur lesquels on avait expérimenté : chien, chat, singe, etc.

Après cette longue phase expérimentale suscitée par la clinique, une nouvelle phase plus active encore se dessine en 1891. C'est le commencement de la période actuelle d'analyses marquée surtout par les travaux de Gley, de Moussu, de Vassale et Generali. L'analyse des faits montre l'importance fonctionnelle d'une partie du système thyroïdien : les glandules parathyroïdes dont le rôle et même la présence avaient été généralement ignorées jusqu'alors. Voici comment on fut amené à découvrir la fonction de ces organes : On avait affirmé que la thyroïdectomie totale était mortelle chez le chien, le chat, le singe, etc. Phénomène curieux, le lapin et, d'une façon générale les herbivores, sur lesquels on avait aussi expérimenté, semblaient ne présenter aucun accident consécutif à l'ablation de la thyroïde. Chez ces animaux, l'opération paraissait, du moins dans ses suites immédiates, inoffensive. Pourquoi ces différences dans les résultats de l'expérimentation d'une espèce à une autre ? A quoi tenait-elle ?

Nous en connaissons aujourd'hui la raison. Si les physiologistes avaient obtenu des résultats bien différents chez le lapin, c'est qu'ils n'avaient pas fait sur lui la même opération que sur le chien, le chat ou le singe ; c'est que chez cet animal, en faisant l'extirpation de la seule thyroïde, on laissait en place une partie importante du système thyroïdien située chez le lapin loin de la glande principale ; nous voulons parler des glandes parathyroïdes. Tandis que chez le chien comme chez le chat où les parathyroïdes sont étroitement unies à la thyroïde, les expérimentateurs sans se rendre compte de leur présence, les enlevaient en même temps que la glande principale, chez le lapin qui possède deux parathyroïdes séparées par une assez grande distance de la thyroïde pour que le bistouri ne les touche pas, les glandules en question demeuraient intactes. La thyroïdectomie était mortelle chez les premiers, parce qu'on enlevait les parathyroïdes ; elle devenait inoffensive chez le lapin, du moins dans ses suites immédiates, parce qu'on laissait en place les parathyroïdes.

Comment l'attention des physiologistes fut-elle attirée sur ces glandules ? Sandstrœm, un anotomiste suédois, en 1880, les avait bien décrites ; mais son travail était resté ignoré. Gley, à la Société de Biologie en 1891, vient dire qu'il a été frappé dans ses expériences sur le lapin, par la présence chez cet animal d'une petite glandule située au-dessous du lobe thyroïdien de chaque côté et séparée de lui par une distance d'un demi à 1 centimètre environ. C'étaient les glandules de Sandstrœm.

Alors, en même temps qu'il enlève la thyroïde, Gley extirpe aussi ces deux glandules, et le lapin, comme le chien, le chat, etc..., meurt après avoir présenté des accidents analogues.

La découverte de Gley marque certainement une date dans l'histoire de nos connaissances sur la physiologie de la glande thyroïde.

A partir de la communication de Gley à la Société de Biologie (1891), les travaux se multiplient de tous côtés sur la question des glandules parathyroïdes. Il faut retenir dans cette période actuelle, surtout les travaux de Gley, ceux de Moussu et ceux de Vassale et Generali.

On fut tenté de croire tout d'abord que les glandules n'étaient simplement que des parties aberrantes de la thyroïde, des thyroïdes accessoires.

Aujourd'hui, à la suite des nombreuses recherches entreprises à ce sujet, on est arrivé à démontrer quelles sont embryologiquement, histologiquement et physiologiquement, différentes de la glande thyroïde. Par un retour curieux de l'opinion scientifique, ce sont ces glandules maintenant qui semblent devoir attirer beaucoup plus que la thyroïde l'attention des physiologistes. Elles semblent avoir pris une prédominance fonctionnelle. Et, de fait, dans le système thyroïdien, si tant est qu'on les considère comme faisant intégralement partie de ce système, c'est leur ablation qui amène les accidents les plus redoutables.

Sans préjuger encore sur le rôle qu'elles doivent jouer dans l'économie, notre but, dans ce travail, est de montrer toute leur importance fonctionnelle et de donner sur elles tous les renseignements que la physiologie nous a fournis.

Nous avons refait les expériences fondamentales sur lesquelles reposent nos connaissances actuelles sur les glandules parathyroïdes. Après avoir confirmé les opinions des auteurs précédents, nous avons voulu aussi apporter notre contribution à l'étude de ces organes. C'est ainsi qu'on trouvera dans notre thèse des recherches originales sur les parathyroïdes des oiseaux, qui sont venues encore affermir les données générales sur la question.

Pendant les années 1901 et 1902, dans le laboratoire de M. le professeur Morat, sous l'inspiration de M. le professeur Maurice Doyon, qui a bien voulu nous guider dans notre tâche et qui ne nous a ménagé ni ses conseils ni ses encouragements, nous nous sommes occupé exclusivement de l'étude des parathyroïdes et, avant de rédiger ce travail, nous avons encore repris quelques expériences sur ce sujet.

Souvent, au cours de ce travail, nous aurons à dire quelques mots de la fonction de la glande thyroïde elle-même, mais ce ne sera que pour la retracer dans ses grandes lignes, car ce sont les seules parathyroïdes qui font l'objet de cette étude.

CHAPITRE PREMIER

NOTIONS EMBRYOLOGIQUES

Pour avoir une notion exacte du développement des parathyroïdes, il faut reprendre l'étude de l'évolution générale des dérivés branchiaux dont les glandules en question constituent une partie. Paul Verdun a donné de ce sujet une étude complète et remarquable dans deux thèses présentées, l'une à la Faculté de médecine de Toulouse, en 1897 *(Contribution à l'étude des glandules satellites de la thyroïde chez les mammifères et en particulier chez l'homme)* et l'autre, l'année suivante, à la Faculté des Sciences de Paris *(Contribution à l'étude des dérivés branchiaux chez les vertébrés supérieurs)*. Ces études, qui ont demandé plusieurs années de labeur dans le laboratoire du professeur Hermann, ont contribué largement à fixer l'histoire des parathyroïdes. Aussi, pour la rédaction de ce chapitre, y ferons-nous de larges emprunts.

Nous ferons connaître dans ses grandes lignes l'histoire des dérivés branchiaux chez l'homme, en développant plus longuement les points qui intéressent plus particulièrement notre question, et en disant seulement quelques mots au sujet de certains dérivés branchiaux à propos desquels l'opinion des auteurs est encore indécise.

Arcs branchiaux. — Poches endodermiques. Sillons ectodermiques.

Dans les premières périodes du développement de l'embryon, à la région cervicale, l'endoderme et l'ectoderme sont presque appliqués l'un sur l'autre, ne laissant entre eux qu'un espace très mince comblé par le feuillet mésodermique. A un stade plus avancé, sur la paroi du cou, apparaissent de gros plis transversaux. Ces plis sont dus à un épaississement, à leur endroit, du mésoderme. C'est ce qu'on appelle les arcs branchiaux. Entre eux, naturellement, se forment des sillons (sillons ectodermiques). Chez l'homme, comme chez les autres mammifères il existe quatre arcs branchiaux. Aux dépens des deux premiers se formeront l'os maxillaire et l'os hyoïde.

Le fond des sillons ectodermiques est en rapport presque immédiat avec le fond de certains diverticules (également au nombre de quatre) de la paroi antérieure du pharynx.

Ces diverticules ont reçu le nom de poches endodermiques. Entre ces deux sortes de formations (poches et sillons), le tissu mésodermique reste fort mince. Il a reçu à cet endroit le nom de membrane clôturale. Habituellement, mais pas toujours, cette membrane disparaît et, à la place d'un simple sillon branchial, se trouve une vraie fente (fente branchiale) par laquelle s'établit une communication directe entre l'extérieur et la cavité pharyngienne.

Au cours du développement, les poches endodermiques et les sillons ectodermiques émettent des formations secondaires s'ordonnant de telle et telle façon pour aboutir, chez l'adulte, un certain nombre de formations glandulaires.

On savait depuis longtemps que le corps thyroïde prenait naissance par un bourgeon impair et médian de la paroi ventrale du pharynx. On reconnaissait depuis longtemps aussi le thymus comme un dérivé branchial. Mais pendant de nombreuses années, on ne sut pas à quelles formations embryonnaires il fallait rattacher ces autres glandules, en assez grand nombre, que les anatomistes rencontraient toujours dans toute cette région qui s'étend de l'os hyoïde jusques vers les ventricules du cœur. C'étaient, suivant l'interprétation des anatomistes, des thyroïdes accessoires, des thymus accessoires, lobules erratiques qu'un vice de développement avait isolés de la glande principale. Ces suppositions étaient toutes gratuites, quelle était leur véritable origine, quelle était leur nature? L'opinion des embryologistes était fort discutée sur ce point.

A la suite de la note que Gley présenta à la Société de Biologie, et dont nous avons déjà parlé au sujet des glandules thyroïdiennes qu'il avait découvertes chez le lapin, et des résultats de leur ablation, de nouvelles recherches embryologiques amenèrent à découvrir enfin que toutes ces formations glandulaires dont Gley venait de montrer, pour deux d'entre elles, la grande importance fonctionnelle, étaient des dérivés branchiaux. L'observation montra alors pour toutes ces glandes, qui prennent naissance aux dépens de la paroi intestinale, « une évolution typique se reproduisant avec les mêmes caractères fondamentaux à travers la série des vertébrés » (Verdun). On trouvera, à la fin de ce chapitre, la liste des travaux qui ont contribué à édifier nos connaissances actuelles à ce sujet.

Les dérivés branchiaux.

Corps du thymus. — Il se développe aux dépens de la troisième poche endodermique (troisième fente branchiale) sous forme d'un diverticule ventral qui se dilate, s'allonge et descend vers la base du cou. Plus tard, cette ébauche se sépare complètement de la paroi pharyngienne et chez un embryon de 18 millimètres, on trouve le thymus comme un long boyau présentant une faible lumière et étendu le long de la carotide et du pneumogastrique jusque vers la base du cœur. Dans la suite, un remaniement profond se fait dans sa conformation anatomique et sa constitution histologique. Les extrémités inférieures des deux lobes du thymus se fusionnent au-devant des gros vaisseaux qui s'échappent du cœur et l'élément épithélial dont était constitué uniquement l'ébauche primitive du thymus ne se retrouve plus dans le tissu définitif que sous forme de corpuscules disséminés çà et là (corpuscules de Hassall).

Parathyroïde externe.— A l'évolution de la troisième poche endodermique (c'est toujours la partie interne de la troisième fente branchiale que l'on désigne sous ce nom) est lié aussi le développement d'une de nos parathyroïdes : la parathyroïde externe. En même temps que naît sur la région ventrale de cette poche l'ébauche thymique, sur la région dorsale apparaît un petit amas épithélial qui ne fait pas partie du thymus, qui est bien un organe autonome comme l'ont définitivement prouvé, après les recherches de Jacoby (1896), Kohn, Simon et Groschuff. Cet amas épithlial qui, au cours du développement de l'embryon, se détache complètement de l'extrémité cranienne du thymus pour venir s'accoler à la thyroïde. Kohn l'appelle corpuscule épithélial externe ; Jacoby, glandule thyroïdienne; Groschuff, parathymus III, Prenant : glandule thymique ; Gley, glandule thyroïdienne. En définitive, c'est la *parathyroïde externe*, terme qui a généralement prévalu.

Thyroïde médiane. — Elle se montre tout d'abord comme une invagination épithéliale naissant sur la paroi antérieure du pharynx, tout près de la base de la langue. Elle affecte ensuite la forme d'une vésicule creuse bilobée qui communique avec la base de la langue par un canal à faible lumière : le conduit thyréo-glosse. Au cours du développement, l'épithélium qui tapisse la vésicule prolifère et comble toute la cavité vésiculaire.

Cette masse épithéliale s'accroît dans le sens de la largeur du cou, s'étale au-devant de la trachée où elle se fusionnera avec les thyroïdes latérales. Pendant cette dernière évolution, le canal thyréo-glosse a disparu.

Thyroïdes latérales. — Elles sont formées aux

dépens de la paroi ventrale des quatrièmes poches endodermiques (quatrième fente branchiale). D'abord creuses, comme la thyroïde médiane, elles sont constituées ensuite par un amas épithélial. Elles viennent se fixer sur les côtés de la trachée et se soudent à la thyroïde médiane. Ce sont les thyroïdes latérales qui donneront chez l'adulte les deux lobes thyroïdiens. Du croissant thyroïdien s'échappe un bourgeon médian qui deviendra la pyramide de Lalouëtte.

Parathyroïde interne. — Elle prend naissance sur la quatrième poche endodermique, dans sa région dorsale, tandis que la région ventrale de cette même poche, comme nous venons de le dire, donne naissance à la thyroïde latérale. Elle suit la même évolution histologique que la parathyroïde externe. Elle se met aussi en rapport avec les lobes de la thyroïde — nous verrons que sa situation vis-à-vis de la thyroïde varie beaucoup suivant les espèces animales — Elle est souvent même incluse dans le parenchyme thyroïdien. Voici les différentes dénominations sous lesquelles les auteurs ont désigné cette glande.

Restes embryonnaires (Wœlfler, Baber, Zielinska) ;
Corpuscules épithéliaux internes (Kohn) ;
Glandules thyroïdiennes internes (Jacoby) ;
Glandules thyroïdiennes (Prenant-Simon) ;
Parathymus IV ou glandules parathyroïdes (Groschuff.)

Quelques auteurs n'ont vu dans cette glande qu'une portion de la thyroïde restée à l'état embryonnaire et pouvant, le cas échéant, évoluer tardivement vers le tissu adulte, refaire, en somme, une thyroïde. Aujourd'hui, on s'accorde comme pour la parathyroïde externe à lui reconnaître son autonomie.

Grains thymiques ou nodules thymiques. — Ce sont des petites formations cellulaires qui se trouvent situées au voisinage des parathyroïdes, Kohn qui les a étudiées chez le chat les a constatées toujours très nettement chez cet animal. Elles sont très développées, mais chez l'homme elles semblent être exceptionnelles.

Il existe un nodule thymique pour chaque glandule parathyroïdienne.

Le nodule thymique *interne* annexé à la parathyroïde interne, se rencontre constamment. Il est accolé à la parathyroïde, en plein tissu thyroïdien ; d'autres fois, il est situé à la surface de la thyroïde, très visible, entre le lobe thyroïdien et le conduit laryngo-trachéal Groschuff et, après lui, Verdun considèrent le nodule thymique interne, au point de vue de sa signification morphologique, comme une formation « provenant d'un bourgeon spécial issu de la paroi interne de la quatrième poche au contact de l'ébauche de la glandule (Verdun).

Le nodule thymique *externe* est situé sur la surface postérieure du lobe de la thyroïde, près de la parathyroïde externe. « Il représente un fragment de la tête du thymus détaché de la masse principale de l'organe et reste en connexion, avec la glandule. » (Verdun.)

« Histologiquement, les grains thymiques sont composés de deux couches de cellules : une couche corticale dont les éléments ne diffèrent pas de ceux du thymus et une couche médullaire composée d'éléments épithéliaux « présentant par place, dit Verdun, des modifications dont le caractère régressif ne peut être mis en doute. »

Vésicules ciliées. — Ce sont des formations kystiques rencontrées près de la parathyroïde interne ou au voisinage de son nodule thymique, quelquefois dans leur épaisseur même. Ces kystes sont plus rares près de la parathyroïde externe — On en a signalé aussi dans l'épaisseur du parenchyme thyroïdien — Ces vésicules sont tapissées à l'intérieur d'un épithélium polymorphe et cilié et renferment dans leur cavité un liquide muqueux qui tient en suspension des débris cellulaires ou quelquefois de véritables cellules.

On discute encore beaucoup pour savoir quelle est leur signification morphologique. On a décrit trois sortes de vésicules :

1° *Vésicules par rétention* du produit de sécrétion, d'un groupe cellulaire. Ce procédé de formation est admis par Kohn, Müller, Schaper ;

2° *Vésicules par régression.* C'est dans l'intérieur des nodules thymiques qu'on les rencontrerait exclusivement. Elles proviendraient des modifications régressives que subiraient certains corpuscules de Hassall (Verdun) ;

3° *Vésicules dérivées des cavités embryonnaires :* expliquées (Nicolas) par la persistance de parties embryonnaires restées perméables et dilatées par la sécrétion des cellules voisines.

Résumé du développement des parathyroïdes

Parathyroïde externe : Naît par un bourgeon épéthélial qui apparaît sur la région dorsale de la troisième poche endodermique.

Parathyroïde interne : Se développe aux dépens de la région dorsale de la quatrième poche endodermique. Commence aussi à se montrer sous forme d'un petit amas de cellules épithéliales.

Dans le cours du développement de l'embryon, ces deux corpuscules épithéliaux se détachent des diverticules (poches endodermiques) de la paroi antérieure du pharynx pour venir se mettre en rapport avec les lobes latéraux du corps thyroïde.

INDEX BIBLIOGRAPHIQUE

POUR LE CHAPITRE D'EMBRYOLOGIE

Simon (John), Physiological Essay on the Thymus Gland, London, 1845.

Remak, Untersuchungen über die Entwickelung der Wirbeltiere, Berlin, 1850-1855.

His, Untersuchungen über die erste Anlage des Wirbelthierleibes, Leipzig, 1868.

Müller (W.), Ueber die Entwick. der Schilddrüse (Jenaische Zeitschr., Bd XI, 1871).

Kolliker, Grundriss der Entwickelungsgeschichte der Menschen u. der häberen Tiere, Leipzig, 1879.

Wœlfler, Ueber die Entwick. u. der Bau der Schilddrüse, Berlin, 1880.

Stieda (L.), Untersuchungen über die Entwick. der Glandula Thymus, Glandula thyroidea u. Glandula carotida, Leipzig, 1881.

Born, Ueber die Derivate der embryonalen Schlundbogen und Schlundspalten bei Saügetieren (Arch. f. mikr. An., Bd XXII, 1882).

Fischelis (Ph.), Beitrage zur Kenntniss der Entwickelungsgeschichte der Glandula thyroidea u. Gl. Thymus (Arch. f. mikr. Anat., 1885).

— Beitrage zur Kenntniss der Entwick. der Lunge (Inaug. Diss., Berlin, 1885).

His, Anatomie menschlicher Embryonen, 1885.

Meuron (Pierre de), Développement du thymus et de la glande thyroïde (Recueil zool. Suisse, 1886, t. III).

His, Ueber den Sinus præcervicalis und über die Thymusanlage (Arch. f. Anat. von His u. Braune 1886).

Kastschenko, Das Schicksal der embryonalen Schlundspalten bei Säugetieren (Arch. f. mikr. Anat., Bd. XXX, 1887).

— Das Schlundspaltengebiet des Hühnchens (Arch. f. Anat, v. His u. Braune, 1887).

Rabd, Zur Bildungsgechichte des Halses (Prager med. Wochenschr., 1887).

Piersol, Ueber die Entw. der embryonalen Schlundspalten u. ihrer Derivate bein Saügetieren (Zeitsch. f. Wiss. zool., Bd. XLVII, 1888).

Mall. u. P. Franklin, Entwickelung der Branchialbogen u. Spalten des Hühnchens (Arch. f. Anat. v. His u. Braune, 1887).

— The branchial Clefts of the Dog with special reference to the origin on the thymus gland (St., from. the biol. Lab., Univ. Balt., vol. IV, 1888).

His, Schlundspalten und Thymusanlage (Arch. f. Anat. v. His u. Braune, 1889).

Nicolas, Glandes et glandules thyroïdes chez les cheiroptères (Bull. de la Soc. des sciences de Nancy, 1893).

Cristiani, Remarques sur l'anatomie et la physiologie des glandes et glandules thyroïdiennes chez le rat (Arch. de physiol., 1893).

— Des glandules parathyroïdiennes chez la souris et le campagnol (*Id.*, 1893).

Prenant, Annotations sur le développement du tube digestif chez les mammifères (Journal de l'Anat., 1892).

— Contribution à l'étude du développement organique et histologique de la glande thyroïde, du thymus et de la glande carotide (la Cellule, t. X, 1894).

— Considérations sur les dérivés branchiaux (Bull. des séances de la Société de Nancy, 1894).

Jacoby, Entwickelung der Halsorgane der Saügetiere u. des Menschen (Inaug. Diss., Berlin, 1895).

Jacoby, Ueber die mediane Schilddrüsenanlage bei Saugern (Schwein) (Anat. Anz., Bd. X, 1895),

Kohn, Studien über die Schilddrüse (Arch. f. mikr. Anat., 1895).

— Studien über die Schilddrüse (Arch. f. mikr. Anat., 1896).

Jacoby, Ueber die Entwick. der Nebendrüse, des Schilddrüse u. der Carotidendrüse (Anat. Anz., Bd. XII, 1896).

Mueller (L.-R.), Beitrage zur Histologie der normalen u. der erkranken Schilddrüse (Beitr. z. path. Anat. u. z. allg. Path. V. E. Ziegler, Bd. XIX, 1896).

Schaper, Ueber die sogenannten Epithelkörper (Glandula parathyroïdæ) in der seitlichen Nachbarschaft, der Schilddrüse u. d. Umgebung der Arteria carotis der Saüger u. d. Menschen (Arch. f. mikr. Anat., Bd XXXXVI, 1896).

Simon, Thyroïde latérale et glandule thyroïdienne chez les mammifères (th. Nancy, 1896).

Nicolas, Recherches sur les vésicules à épithélium cilié annexées aux dérivés branchiaux, etc. (Bibliog. anat., Nancy, 1896).

Prenant, Sur le développement des glandes accessoires de la glande thyroïde et celui de la glande carotide (Anat. Anz., 1896).

Grosschuff, Bemerkungen zu der vorläufigen Mittheilung von Jacoby : Ueber die Entwick. der Nebendrüse der Schilddrüse und der Carotidendrüse (Anat. Anz., 1896).

Tourneux et Verdun, Sur les premiers développements des glandules parathyroïdiennes chez l'homme (Soc. de biol., 1896).

Verdun, Des glandules satellites de la thyroïde du chat et des kystes qui en dérivent (Soc. de biol., 1896).

Tourneur et Verdun, Sur les premiers développements et sur la détermination des glandules parathyroïdiennes chez l'homme (Soc. de biol., 1897),

Tourneux et Verdun, Sur les premiers développements de la thyroïde du thymus et des glandules parath. chez l'homme (Journal de l'anat. et de la physiol., 1897).

Soulié et Verdun, Sur les premiers stades du développement de la thyroïde médiane chez les mammifères (Soc. biol., 1897).

— Développement de la thyroïde, du thymus et des glandules parathyroïdiennes chez le lapin et chez la taupe (Journ. de l'anat. et de la physiol.. 1897).

Verdun, Contribution à l'étude des glandules satellites de la thyroïde chez les mammifères, et en particulier, chez l'homme (th. de médecine, Toulouse, 1897).

— Contribution à l'étude des dérivés branchiaux chez les vertébrés supérieurs. (Thèse science, Paris, 1898.)

CHAPITRE II

HISTOLOGIE DES GLANDES PARATHYROÏDES

Les histologistes qui ont cru à la parenté de ces glandules avec la thyroïde nous disent : Les parathyroïdes représentent des portions de tissu thyroïdien qui ne sont pas arrivées à leur complet développement. Mais bien que demeurées à un stade embryonnaire, ajoutent-ils, les glandules parathyroïdes sont susceptibles, dans telle circonstance favorable, sous telle influence, par exemple après l'ablation du corps thyroïde, pour un besoin spécial de l'organisme, de reprendre leur évolution normale, c'est-à-dire d'arriver à former du tissu thyroïdien adulte et parfait.

Cette hypothèse est fort séduisante. C'était l'idée que s'était faite Sandstrœm, en 1880, lorsqu'il découvrit les glandules et qui fut, dans la suite, partagée par Bozzi, Schmid, Schaper, etc...

Les partisans de cette théorie de la parenté histologique paraissent, en somme, ne considérer les parathyroïdes que comme des lobules aberrants de la glande principale arrêtés dans leur développement. Ces anomalies de développement se rencontrent, il est vrai, parfois dans l'économie pour certains organes ; mais tout le monde s'accorde à penser que ces cas ne sont que l'effet d'un hasard. Ici, la question est tout autre, les glandules ne sont pas des thyroïdes accessoires : ces amas cellulaires bien limités et parfaitement organisés affectent toujours ou presque toujours, par rapport à la thyroïde, la même situation topographique. Cela ne peut être l'effet du hasard évidemment et, d'ailleurs, l'embryologie est venue nous montrer que leur origine était bien différente de celle de la thyroïde et que leur évolution était toujours la même pour une même espèce. L'histologie, enfin, avec Hofmeister, Gley, Nicolas, Jacoby, Kohn, etc... nous a appris que le tissu des parathyroïdes, une fois formé, restait toujours le même et ne pouvait se transformer en tissu thyroïdien.

Voyons quelle est la structure histologique des parathyroïdes. L'élément épithélial y domine; les cellules aux contours polygonaux qui possèdent un gros noyau arrondi, baignant dans une masse protoplasmique claire, se pressent les unes contre les autres. Elles forment dans leur ensemble des boyaux pleins anastomosés très irrégulièrement et séparés les uns des autres par un tissu conjonctif qui sert de support aux vaisseaux, artères et veines, qui viennent enserrer les cellules épithéliales dans un réseau très fin de capillaires.

Suivant l'abondance plus ou moins grande de l'élément épithélial par rapport au tissu conjonctif, Kohn décrit à la parathyroïde trois formes structurales sous lesquelles elle peut se présenter : la forme *compacte*, la forme *réticulée*, la forme *lobulée*.

Ce sont là des modifications histologiques d'une glandule à une autre qui ne représentent nullement une évolution vers la forme du tissu thyroïdien.

Les parathyroïdes, dans leur structure, restent toujours identiques à elles-mêmes.

Si on compare, au point de vue histologique, les glandules avec le corps thyroïde, on voit quelles sont les différences fondamentales qui les séparent : ici des follicules très nets, revêtus d'une membrane propre et tapissés à leur intérieur d'une seule couche de cellules épithéliales. Leur cavité contient une substance colloïde. Un tissu conjonctif formé de fibres entrecroisées divise la glande en lobule — là des cordons bourrés de cellules épithéliales, serrés les uns contre les autres, disposés sans ordonnance et entourés de très peu de tissu conjonctif.

Les deux parathyroïdes externes sont entourées d'un tissu conjonctif plus ou moins épais, qui les isole des tissus avoisinants et les individualisent au point de vue anatomique. Cependant, pour la parathyroïde interne, celle qui est incluse dans le tissu thyroïdien, comme l'a fait remarquer Kohn, cette séparation d'avec le parenchyme thyroïdien n'est pas complète.

A la périphérie de la glandule, des cordons cellulaires s'échappent. Les éléments épithéliaux qui les composent disparaissent graduellement et font place à des cellules puis à des fibres conjonctives. Le cordon épithélial réduit à l'état de tractus fibreux vient se confondre avec les éléments conjonctifs interfolliculaires de la thyroïde. Il y a donc, comme le dit Verdun, « transition graduelle entre le corpuscule et la glande principale ».

Les parathyroïdes peuvent contenir des vésicules ciliées tout comme la thyroïde et les nodules thymiques.

Nous avons dit, dans le chapitre précédent, la structure histologique de ces vésicules. Nous n'y reviendrons pas.

Le tissu parathyroïdien présente en outre une substance colloïde décellée par les réactifs histochimiques qui sont propres à cette matière : au lieu de s'accumuler habituellement dans des vésicules, elle s'écoule d'ordinaire directement dans les vaisseaux lymphatiques. Mais la présence de cette substance colloïde dans les parathyroïdes ne donne pas à ces glandules un caractère particulier, car on en trouve dans la thyroïde et aussi dans l'hypophyse (Ebner).

Ce que nous devons donc retenir de cette étude histologique, c'est que les parathyroïdes sont, à ce point de vue, des organes complètement différents de la thyroïde.

INDEX BIBLIOGRAPHIQUE

POUR L'HISTOLOGIE DES PARATHYROÏDES CHEZ LES MAMMIFÈRES

On trouvera aussi de nombreux renseignements à ce sujet dans les travaux cités dans le chapitre précédent.

Baber, Contributions of the minute Anatomy of the thyroïd Gland of the Dog (Philos. trans. of the R. S. of London, CLXVI, 1887).

— Researches of the minute structure of the thyroïd gland (Idem, CLXXII, 1882).

Moussu, Sur les effets de la thyroïdectomie chez les animaux (Comptes rendus de la Soc. de biologie, 1892).

Hofmeister, Zur Physiologie der Schilddrüse (Fortschr. der Med., X, 1892).

Gley et Physalix, Sur la nature des glandules thyroïdiennes chez le chien (Comptes rendus de la Soc. de biologie, 1893).

Podack, Beitrag zur Histologie und Function der Schilddrüse (Inaug. Diss., Kœnigsberg, 1893).

Hofmeister, Experimentale Untersuchungen über die Folgen des Schilddrüsenverlustes (Beitr. zur klin. Chir., XI, 1894).

Zielinska (M.), Beiträge zur Kenntniss der normalen und strumœsen Schilddrüse des Menschen (Virchov's Archiv. CXXXVI, 1894).

Schaper, Ueber die sogenannten Epitelkoerper (glandulae parathyroïdeæ) in der Seitlichen Nachbarschaft der Schilddrüse und der Umgebung der Arteria carotis der Saüger und des Menchen (Archiv. f. mikr. Anat., XLVI, 1895).

Gley et Nicolas, Premiers résultats des recherches sur les modifications histologiques des glandules thyroïdiennes. après la thyroïdectomie (Comptes rendus de la Soc. de biologie, 1895).

Kohn, Studien über die Schilddrüse (Arch. f. mikr. Anat., XLIV, 1895; idem, XLVI, 1896).

Müller (L. R.), Beiträge zur Histologie der normalen und der erkranken Schilddrüse (Beiträge zur path. Anat. u. allgem. Pathologie, herausg. u. Ziegler. XIX, 1896).

Schmid (E.), Der Secretions vorgange in der Schilddrüse (Arch. f. mikr. Anat., XLVII, 1896).

Blumreich und Jacoby, Experimentale Untersuchungen über die Bedeutung der Schilddrüse und ihrer Nebendrusen für den Organismus (Berlin., kl. Wochenschr., 1896).

Verdun, Des glandules satellites de la thyroïde du chat et des kystes qui en dérivent (Comptes rendus de la Soc. de biol., 1896).

— Sur les dérivés de la quatrième poche branchiale chez le chat (Comptes rendus de la Soc. biol., 1897).

— Thèse de médecine de Toulouse, 1897.

— Thèse de Science de Paris, 1898.

Moussu, Fonction thyroïdienne (Comptes rendus de la Soc. de biol., 1897).

Livini, Lo Sperimentale, 1899.

— Archiv. ital. de Biol. 1900.

CHAPITRE III

SITUATION ET RAPPORTS DES PARATHYROÏDES CHEZ L'HOMME ET CHEZ DIFFÉRENTES ESPÈCES ANIMALES.

Situation des parathyroïdes chez l'homme

Les *parathyroïdes externes* chez l'homme se trouvent situées sur la face postérieure des lobes latéraux de la thyroïde, tantôt à la partie moyenne, tantôt à la partie inférieure. Il est assez rare de les trouver vers le pôle supérieur du lobe thyroïdien. D'après Sandstrœm on en trouve souvent deux dans le voisinage de l'artère thyroïdienne inférieure.

Chantemesse et Marie (1893) décrivent deux groupes de glandules : le premier qui se trouve vers le pôle inférieur, autour du point d'entrée de l'artère thyroïdienne inférieure, et qui se compose de plusieurs grains ; l'autre, supérieure, au point d'entrée de l'artère thyroïdienne supérieure, et qui est généralement composé d'une seule glandule.

Kohn (1896) qui appelle les parathyroïdes externes, *corpuscules épithéliaux externes*, n'en signale qu'un seul de chaque côté.

L.-R. Müller (1896) a examiné la situation de la parathyroïde externe chez des nouveau-nés, des enfants et des adultes. D'après lui, il y en a une ou deux de chaque côté placées symétriquement près de l'extrémité supérieure du lobe thyroïdien (face postérieure). Schaper (1896) affirme qu'il n'existe jamais plus d'une parathyroïde externe de chaque côté, sur la face postérieure des lobes latéraux.

Nous voyons qu'au point de vue de la situation et surtout du nombre de ces glandules, les opinions des auteurs sont très divergentes. «Cependant, d'une façon générale, on peut dire que ces organes sont pairs et qu'il paraît en exister de chaque côté deux groupes, comprenant chacun un à deux ou peut-être trois grains glandulaires distincts. »

La coloration des parathyroïdes externes est brun rougeâtre, légèrement jaunâtre. Souvent, à cause de cette coloration, il n'est pas facile de les distinguer d'avec les lobules adipeux avoisinants ; mais leur consistance est plus ferme. Elles ont habituellement la forme d'une lentille, ou d'un grain de chénevis ; leur contour est très net. Quant à leur rapport intime avec la thyroïde, il est plus ou moins variable. On les trouve tantôt appliquées simplement contre le corps thyroïde jouissant sur lui de quelque mobilité, tantôt, le rapport est plus intime : elles sont renfermées dans un dédoublement de la cassule conjonctive épaissie à leur niveau, mais toujours très distinctes. D'autres fois elles, sont séparées du lobe thyroïdien par une distance de quelques millimètres, mais unies toujours à lui par un pédicule vasculo-conjonctif.

Chaque glandule reçoit plusieurs rameaux de l'artére thyroïdienne inférieure. Les veines qui en partent versent leur contenu dans le réseau qui entoure la thyroïde ou bien se jettent dans les veines thyroïdiennes inférieures.

Parathyroïdes internes. — La parathyroïde interne n'est pas visible comme la précédente à la surface des lobes de la thyroïde ; elle est enfermée dans le parenchyme thyroïdien, le plus souvent près de la surface interne de la thyroïde. Nous avons indiqué, au chapitre de l'histologie, les rapports intimes qu'elle affectait avec le tissu de la glande principale. Bien qu'entourée de toute part par le tissu thyroïdien, elle en est assez distincte par suite de la couche de tissu conjonctif qui l'enveloppe. Nous devons ajouter que parfois la parathyroïde interne a été trouvée comme la parathyroïde externe à la surface de la glande thyroïde, sur son côté interne (Verdun et Nicolas).

Situation des parathyroïdes chez quelques espèces animales.

Nous ne nous arrêterons pas à donner la description anatomique des parathyroïdes chez un grand nombre d'espèces animales ; nous envisagerons surtout les rapports de ces organes chez les animaux qui ont fait le plus souvent l'objet des études expérimentales sur cette question, et que nous avons utilisés aussi nous-mêmes :

Chien.

La parathyroïde externe est grosse comme une

petite lentille et en a exactement la forme. Elle est située à l'extrémité supérieure du corps thyroïde, sur

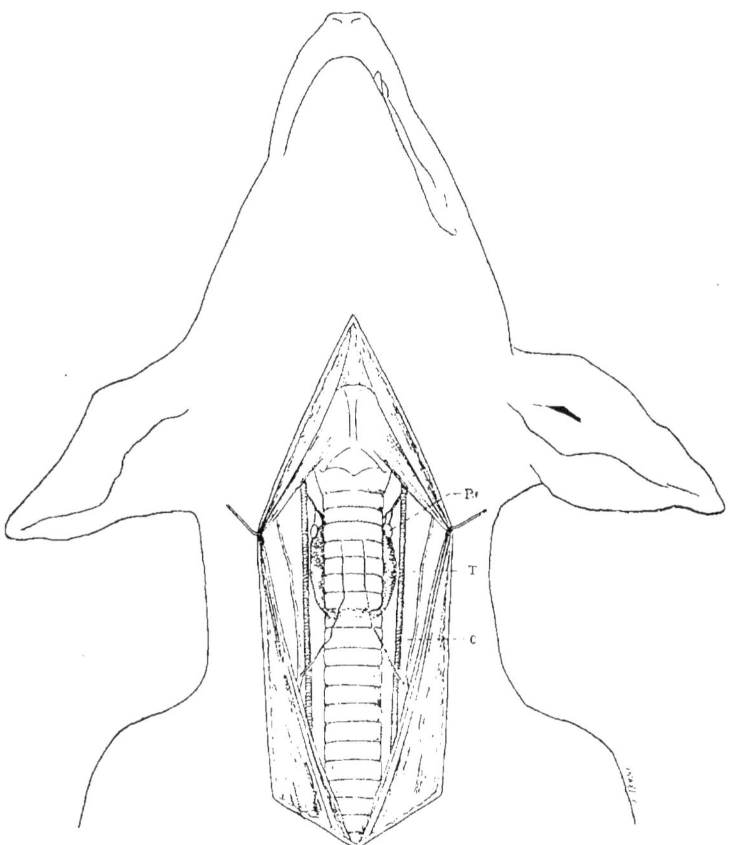

Fig. 1. — Situation des glandes parathyroïdes chez le chien.

sa face externe, dans le voisinage du point de pénétration de l'artère thyroïdienne supérieure. Les rapports intimes avec le tissu thyroïdien sont assez variables : tantôt simplement accolée à la surface de la capsule conjonctive de la glande principale, elle est d'autres fois complètement enclavée dans cette capsule et une légère incision au bistouri faite à son niveau la fait quelquefois sortir comme un noyau de sa coque.

La parathyroïde interne se trouve généralement située sur le bord supérieur de la face interne du lobe thyroïdien. Elle est plus petite que la parathyroïde externe et se trouve le plus souvent incluse dans la thyroïde, mais tout près de sa surface.

Cette disposition anatomique des quatre parathyroïdes bien qu'étant la plus fréquemment observée, n'est pas absolument fixe. Il peut exister, à ce point de vue, des variations d'un sujet à un autre.

On a décrit aussi, quelquefois, des parathyroïdes supplémentaires. (Moussu, Gley, Vassale et Generali).

Chat.

Chez cet animal, les parathyroïdes sont aussi au nombre de quatre : deux de chaque côté pour le lobe thyroïdien. Leur disposition anatomique ressemble beaucoup à celle du chien.

La parathyroïde externe est située vers l'extrémité supérieure du lobe thyroïdien, sur sa face externe, et reçoit en ce point un rameau de l'artère thyroïdienne supérieure.

L'interne se trouve à la face interne du lobe thyroïdien et affecte, avec le lobe, les mêmes rapports que chez le chien : le plus souvent incluse dans le parenchique, enchâtonnée dans une sorte de dépression de la glande principale, mais toujours bien visible ; quelquefois simplement accolée à la surface de la thyroïde.

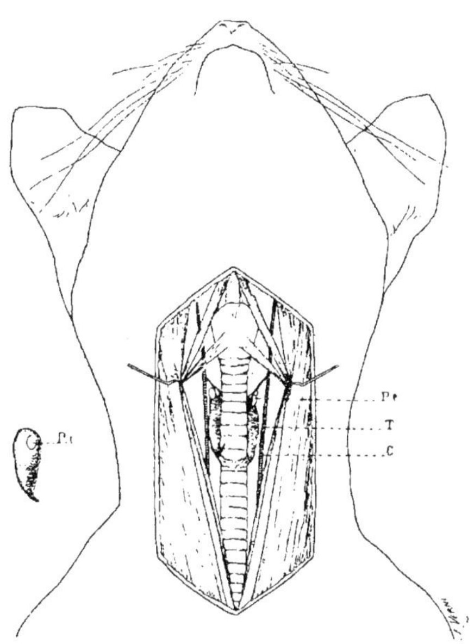

FIG. 2. — Situation des glandes parathyroïdes chez le chat.

Lapin.

Tandis que chez les deux espèces d'animaux précédentes les quatre parathyroïdes sont, d'une façon générale, intimément unies aux lobes de la thyroïde, chez le lapin on constate une disposition tout à fait différente. Les glandules internes sont bien aussi unies à la thyroïde. Verdun, à leur sujet, dit : « D'après Kohn, la glandule thyroïdienne, qu'il désigne sous le nom de corpuscule épithélial interne, est un organe constant et pair ; elle possède une capsule propre qui l'isole du tissu thyroïdien, sauf en certains points où elle est en continuité de tissu avec la glande. » Les recherches que Verdun a faites au sujet de ces glandules confirment entièrement celles de Kohn. Capobianco (1894) et Nicolas (1896) ont également mentionné cette glandule.

Mais si la parathyroïde interne, chez le lapin, est

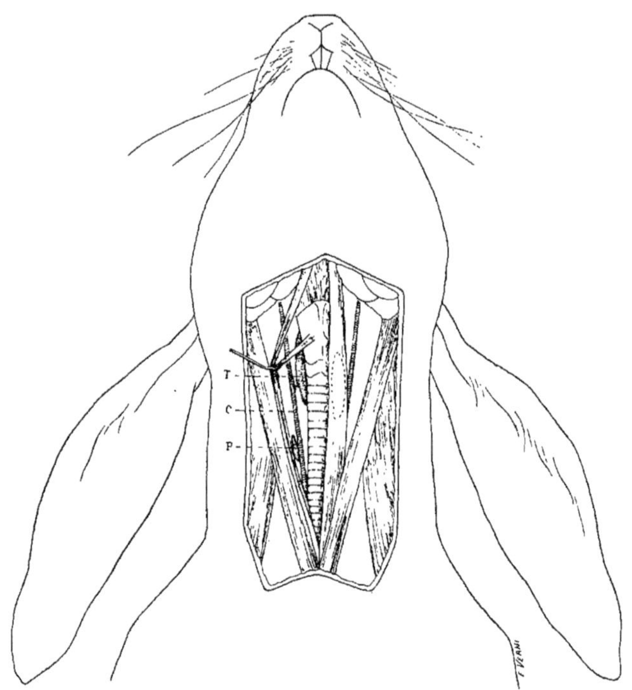

Fig. 3. — Situation des glandes parathyroïdes chez le lapin.

peu visible, et presque jamais isolable, il en est tout autrement de la parathyroïde externe. Celle-ci est représentée par une glande très apparente, de forme allongée, fusiforme, située au-dessous des lobes thyroïdiens de chaque côté et séparée d'eux par une distance qui varie d'un demi à 1 centimètre environ. On la trouve, à cet endroit, appliquée sur la carotide, baignant dans le tissu cellulaire, elle entoure ce vaisseau. Lorsqu'avec une érigne, on tire légèrement en dehors le muscle sterno-thyroïdien qui la cache, la parathyroïde externe apparaît entre ce muscle et la carotide, suspendue au milieu du tissu conjonctif qui unit le muscle avec le vaisseau. Il peut y avoir d'un animal à l'autre quelques différences dans la disposition des parathyroïdes externes ; mais, d'une façon générale, nous l'avons nous-même toujours rencontrée à cette place indiquée.

Mouton.

La situation des parathyroïdes externes a été décrite chez cet animal par Schaper (1896).

Dans sa thèse de médecine Verdun, à leur sujet dit: « D'après Schaper, au niveau de la bifurcation de la carotide primitive, on rencontre très fréquemment un certain nombre de formations nodulaires, parmi lesquelles quelques-unes ont la structure des corpuscules épithéliaux externes. Ces grains ont une surface lisse qui varie du brun foncé au rose clair, suivant le degré de vascularisation.

Leur taille varie entre 2 et 5 millimètres. Ils sont sphériques, ovoïdes ou lenticulaires ; on les trouve souvent enfoncés dans les lobules graisseux. Sur dix moutons examinés, Schaper les a trouvés huit fois. Il est fort probable, dit cet auteur, que dans les deux autres cas ils se trouvaient dans le tissu voisin. On peut donc les considérer comme constants. » Jeandelize dans sa thèse (1902), a confirmée la description de Schaper.

La parathyroïde interne d'après Verdun, « se trouve située sur la face interne du lobe thyroïdien, au niveau du hile de la glande, dans le tissu conjonctif qui pénètre avec les vaisseaux.

Chèvre.

Moussu donne des parathyroïdes chez cet animal la description suivante :

« La parathyroïde externe, se trouve le plus souvent à une certaine distance du corps thyroïde, en dehors et en haut, dans le tissu conjonctif de la face interne de la glande sous-maxillaire. »

La parathyroïde interne « se trouve faire partie intégrante de la thyroïde elle-même ; on ne peut la déceler avec certitude qu'au moyen du microscope, au tiers supérieur de l'organe principal d'ordinaire ».

Parmi les autres mammifères, chez lesquels on a étudié le fonctionnement des parathyroïdes, nous citerons encore le rat, le cobaye, le cheval, le porc, le singe...

Rat.

La description de son appareil thyroïdien a été faite par Cristiani. Retenons simplement que chez cet animal les parathyroïdes sont accolées à la glande principale sur sa face externe, qu'il n'y en a que deux seulement en tout, une pour chaque lobe. Cette donnée anatomique, qui est en désaccord avec ce que l'on sait du nombre des parathyroïdes chez les autres animaux étudiés, peut surprendre tout d'abord ; mais la description des glandules faite par Cristiani sur le rat et, d'une façon générale, sur les rongeurs, a été confirmée par Groschuff.

Cobaye.

Kohn a trouvé, chez le cobaye, un corpuscule externe qui se trouve situé à la surface de la thyroïde, plus ou moins inclus dans son parenchyme. On doute de la présence chez cet animal d'une glandule interne. Kohn n'en a pas trouvé. Simon, dans la suite, a nié ausssi sa présence. Ceci confirmerait bien les données de Cristiani sur les rongeurs.

Cheval.

Chez lui, la glandule externe aurait été trouvée presque toujours au pôle supérieur du lobe thyroïdien, appliquée directement sur la surface de la thyroïde (Verdun) ou séparée d'elle par une certaine distance; (Moussu).

Porc.

On n'a pas de renseignements exacts sur la situation de ses parathyroïdes. Les données embryologiques permettent cependant de penser à l'existence des glandules externes. La présence de glandules internes est douteuse.

Singe.

Horsley a étudié le premier la fonction du système thyroïdien chez le singe.

Capobianco et Mazziotti ont décrit la situation des parathyroïdes chez cet animal : elles sont au nombre de quatre : deux parathyroïdes externes et deux internes, toutes quatre accolées à la thyroïde et affectant avec elle des rapports qui rappellent ceux décrits chez le chien.

Oiseaux.

Nous avons fait nous-mêmes plusieurs dissections (sur le poulet) pour nous rendre compte de la situation du système thyroïdien chez ces animaux.

Les thyroïdes sont, chez les oiseaux, profondément situées dans l'intérieur de la cage thoracique. Il existe un lobe thyroïdien de chaque côté de la trachée. Sa coloration est rouge violacé et très distincte de celle des tissus voisins. Il est de forme ovoïde et appliqué contre la paroi de la carotide primitive, en connexion intime, sur sa face externe, avec la jugulaire. Une petite artériole émanant de la carotide le pénètre par sa face dorsale. Un tissu conjonctif qui entoure la glande la maintient solidement fixée contre ces deux vaisseaux (artère et veine).

Il existe au-dessous de la glande principale une glandule de consistance ferme, d'aspect globuleux, qui est une parathyroïde. Ses rapports avec la glande thyroïde sont variables. Chez les animaux que nous avons disséqués ou opérés, nous l'avons trouvée tantôt accolée immédiatement à l'extrémité inférieure du lobe thyroïdien, tantôt séparée de lui par une distance plus ou moins grande (parfois 1 centimètre). A côté de cette parathyroïde, généralement au-dessous d'elle, ou bien encore soudée à elle, se trouve une autre petite glandule qui est aussi une parathyroïde. Voici la description que donne Verdun des parathyroïdes chez les oiseaux dans sa thèse de sciences (Paris 1898) ; nous

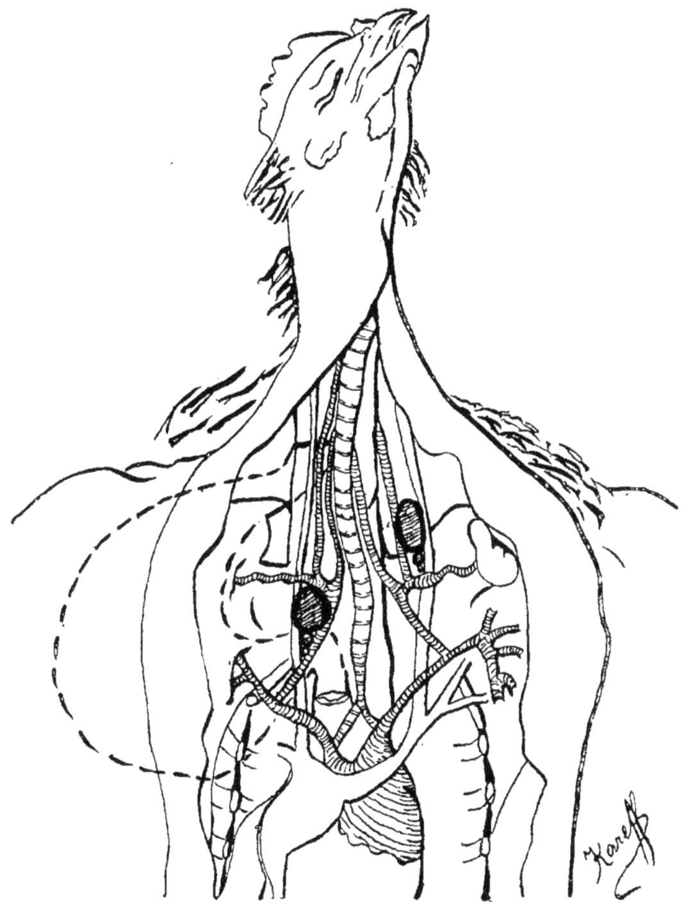

Fig. 4. — Situation de la thyroïde et des glandes parathyroïdes chez le poulet.

rappellerons qu'il désigne toujours les deux parathyroïdes externe et interne, comme nous avons l'habitude de les appeler, sous le nom de glandules branchiales III et IV.

« Les glandules branchiales III et IV se sont trouvées d'une façon constante chez toutes les espèces que nous avons examinées (poulet, épervier, chouette, canard, geai, corbeau, pigeon). Chez l'adulte, elles sont habituellement soudées, quoique parfaitement distinctes ; la glandule III est plus volumineuse que l'autre. Généralement placées au-dessous de la thyroïde, elles se mettent pourtant assez fréquemment au contact de cette glande, et la glandule III peut même y être enchaînée, tandis que la glandule IV contracte plutôt des connexions avec l'organe post-branchial (thyroïde latérale).

« L'existence d'une troisième glandule, plus petite que les deux autres est un fait assez commun. Le plus souvent, elle est incorporée à la thyroïde latérale (poulet, canard), cependant nous l'avons rencontrée assez souvent isolée (corbeau). Nous ne savons encore si elle prend naissance par un dédoublement des glandules III ou IV ou si son origine doit être recherchée dans les formations post-branchiales ».

Il y a donc quatre parathyroïdes chez les oiseaux, deux de chaque côté ; nous en donnons un dessin fait sur une de nos préparations par notre camarade M. Kareff, que nous remercions encore pour son obligeance.

CHAPITRE IV

EXPÉRIMENTATION

Chien.

Exp. I. — *Ablation des quatre parathyroïdes.*

Petit chien à pelage noir, opéré le 11 décembre 1901, dans l'après-midi.

Opération : Destruction par cautérisation des deux parathyroïdes externes. Cautérisation sur place des deux parathyroïdes internes (droite et gauche) qui sont enclavées dans le parenchyme thyroïdien et recouverts par la capsule fibreuse de la thyroïde. Nous avons trouvé ces deux glandules légèrement saillantes à la surface interne de la thyroïde.

12 décembre. — L'animal bien remis du choc opératoire ne présente aucun phénomène anormal.

13 décembre. — Se porte très bien ; mange, boit comme les autres chiens du chenil. La démarche n'est pas gênée. Il pousse cependant quelques plaintes.

14 décembre. — Le chien fait entendre des grognements incessants. La démarche commence à paraître hésitante. La respiration commence à être gênée. Légère parésie du train postérieur.

15 décembre. — Persistance des mêmes phénomènes.

16 décembre. — Le train postérieur est complètement paralysé. L'animal traîne avec ses deux pattes antérieures, ses deux pattes postérieures paralysées et contracturées dans l'extension. Dans la position debout, les pattes postérieures restant accolées l'une à l'autre, pour maintenir son équilibre, le chien est obligé d'écarter grandement ses pattes antérieures. Mais vient-il pour exécuter un mouvement en avant, à rapprocher ces deux pattes l'une de l'autre, l'équilibre est rompu et l'animal s'affaisse à terre. En faisant beaucoup d'efforts, il s'élance quelquefois en avant avec ses pattes antérieures, ses pattes postérieures raclent le sol, et il peut ainsi faire quelques pas, mais il retombe bientôt et présente un accès de convulsions généralisées.

La dyspnée va en augmentant. L'inspiration est brusque et l'expiration est très active, nécessitant pour se faire toute la force des muscles thoraciques et abdominaux.

Les pulsations cardiaques sont accélérées.

Le chien semble avoir conservé son intelligence normale.

Mort. — Dans la soirée du même jour, dans un accès convulsif.

Exp. II. — *Ablation partielle des parathyroïdes.*

Jeune chien de deux mois et demi, opéré le 4 décembre 1901, dans l'après-midi.

4 décembre. — *Opération.* — Ablation des deux lobes de la thyroïde avec les glandules internes. Nous avons laissé intacte avec ses connexions vasculaires

la parathyroïde externe gauche. La parathyroïde externe droite n'a pu être isolée et a été enlevée avec le lobe thyroïdien droit.

Il ne restait donc de l'appareil thyroïdien qu'une seule parathyroïde à gauche.

5 décembre. — Bien que l'opération ait duré un temps assez long à cause de sa difficulté, l'animal semble ne pas avoir souffert du choc opératoire. La suture a un aspect excellent. Pas trace de suppuration.

6 décembre. — L'animal gambade avec les autres chiens du chenil. Il est en parfaite santé et s'amuse comme tous les jeunes chiens.

13 décembre. — Aucun phénomène anormal n'a apparu. Le chien est en très bonne santé ; cependant avec une tendance à l'amaigrissement.

Les jours suivants, rien de spécial à noter,

Février. — L'amaigrissement se prononce de plus en plus et l'animal cachectisé meurt le 18 février 1902.

Autopsie. — A la région thyroïdienne, pas la moindre trace d'infection ancienne. Aucune production fibreuse. Nous retrouvons la parathyroïde externe gauche que nous avions laissée un peu hypertrophiée, grosse comme une petite lentille.

Nota : Nous devons ajouter que nous avons trouvé bien plus bas au-devant de la trachée, un peu au-dessus de la limite supérieure du sternum, une petite masse glandulaire enclavée au milieu d'un tissu cellulo-graisseux, de la grosseur d'une grosse lentille. Mais nous ne croyons pas que ce fût là une parathyroïde de situation anormale et ayant subi une hypertrophie compensatrice.

Exp. III. — *Ablation complète de la thyroïde et des parathyroïdes* (thyroparathyroïdectomie.)

Chien de sept ans opéré le 15 février à 4 heures de l'après-midi : ablation de la thyroïde et des quatre parathyroïdes.

17 février. — Apparition de phénomènes nerveux intenses.

Tétanie nettement constituée. Contractures généralisées, très violentes. L'animal constamment étendu sur le flanc ne peut se tenir debout. Dans cette position, ses pattes antérieures sont dans l'extension complète et agitées par des mouvements convulsifs énergiques qui apparaissent comme avec explosion. Véritables membres de polichinelle. Contractions désordonnées.

De temps en temps spontanément, mais surtout si on le dérange de sa position, ou si on cherche par exemple à le soulever, apparition d'une crise épileptique. L'animal est sur le flanc. Le corps arc-bouté, les quatre pattes dans l'extension et rapprochées par leurs extrémités inférieures, il pousse un long cri déchirant, très aigu.

La crise dure une minute environ et l'animal retombe après dans son état permanent de tétanie. Contractions violentes. Contractions fibrillaires nettement perçues par la main appliquée sur une masse musculaire qu'on presse légèrement. On a alors la sensation de cordons durs très tendus.

En somme, comme chez presque tous les chiens qui

ont subi la même opération, on voit apparaître un état de tétanie constant sur lequel se greffe de temps en temps, à des intervalles de plus en plus rapprochés, une crise de convulsions cloniques, mouvements respiratoires : 25 à la minute, pulsations artérielles : 128 à la minute.

L'animal, depuis l'opération, a refusé toute nourriture.

18 février. — L'animal est dans le même état : sa tétanie semble pourtant un peu moins violente. Les crises convulsives apparaissent toujours.

19 février. — L'animal semble s'améliorer : placé sur ses pattes, il peut s'y maintenir quelque temps.

22 février. — Mort de l'animal dans une crise convulsive.

Exp. IV. — Chien âgé de cinq ans, de 8 kilogrammes.

Opéré le 17 janvier à 4 heures de l'après-midi.

Opération. — Ablation de tout l'appareil thyroïdien (thyroïde et les quatre parathyroïdes.)

19 janvier et les jours suivants, le chien remis du choc opératoire ne présente aucun symptôme anormal.

22 janvier. — L'animal devient apathique. Sa respiration est lente (9 à la minute.)

Parésie générale, mais affectant plus spécialement le train postérieur.

L'animal reste couché, ne fait aucun mouvement. Profonde somnolence.

De légers tremblements apparaissent dans les muscles de la cuisse.

23 janvier. — Paralysie complète du train postérieur. L'animal le traîne avec ses pattes antérieures lorsqu'il essaye de marcher. Contractures généralisées accompagnées de convulsions cloniques. Sur toute la surface du corps, les muscles contracturés dessinent à la surface de la peau des saillies plus ou moins prononcées. Contractions fibrillaires très accusées. Tremblement général comme un grand frisson qui parcourrait continuellement la surface du corps. Nous avons vu le muscle temporal à droite, pendant une minute au moins, sursauter véritablement sur son plancher osseux et dessiner presque une boule dans sa convulsion, tant sa contraction était énergique.

24 janvier. — Persistance des mêmes phénomènes nerveux. On place l'animal sur ses pattes. Il fait quelques pas très péniblement, puis il chancelle et retombe lourdement sur le sol, les pattes raidies dans l'extension. Le chien reste couché sur le flanc, le corps arc-bouté, comme si on avait lié les quatre pattes par leur extrémité inférieure. La respiration cependant est assez calme. De temps en temps survient une crise épileptiforme avec cri prolongé.

26 janvier. — L'animal va mieux. Ses crises sont moins fréquentes. Jusqu'à présent il avait refusé toute nourriture. Aujourd'hui il a bu.

27 janvier. — Amélioration notable des troubles nerveux. Le chien a mangé et a bu.

29 janvier. — Le chien n'a plus que deux ou trois attaques convulsives dans la journée. La marche est plus facile, bien moins raide. Cependant l'animal est

très abattu. Une diarrhée noirâtre très intense a apparu. Température, 38,5.

30 janvier. — Les convulsions reparaissent et, cette fois plus intenses. Crises avec déviation des globes oculaires et contraction énergique des mâchoires. L'animal claque des dents comme s'il était remué par un grand frisson, et son corps tout entier est agité de secousses très violentes. Les crises deviennent de plus en plus fréquentes, finissent par se suivre presque sans intervalle. Les conjonctives sont fortement injectées. La diarrhée est de plus en plus abondante et séreuse, et c'est dans cet état que l'animal expire.

Il est inutile pour notre démonstration de multiplier les exemples. Tous les cas de ce genre se ressemblent par leurs caractères fondamentaux qui sont les troubles nerveux. Voici encore, cependant, deux exemples pris dans notre cahier d'observations.

Exp. V. — *Gros chien.* 14 kilogrammes, très âgé.

(Auquel M. le professeur Doyon, en vue d'un expérience, avait fait ingérer pendant longtemps des boissons alcooliques.)

Opéré le mardi 14 janvier 1902.

Opération : ablation de la thyroïde et des quatre paratyroïdes. A noter : une hémorragie abondante au cours de l'opération.

17 janvier. — On trouve, le matin, l'animal en plein état de trouble nerveux, et il meurt le soir.

Exp. VI. — *Chien.* Gros chien bouledogue.

Opéré le 8 janvier 1902.

Ablation de la thyroïde et des quatre glandules parathyroïdes.

10 janvier. — Les accidents nerveux sont en pleine période d'état.

11 janvier. — Mort.

Chat.

Nous n'avons pas expérimenté sur cet animal, aussi donnerons-nous ici une relation des expériences d'un des nombreux auteurs qui ont étudié les résultats de l'ablation des parathyroïdes chez le chat.

Ablation des quatre parathyroïdes chez le chat. Parathyroïdectomie totale (obs. de Jeandelize, dans sa thèse, p. 48.

1er juin 1901. — Chat de onze semaines, pesant 770 grammes. Parathyroïdectomie totale sans l'aide d'anesthésique.

Les quatre parathyroïdes sont prélevées.

2 juin. — On ne constate rien de particulier.

3 juin. — On trouve le chat étendu à terre, ne pouvant se maintenir debout ; les membres postérieurs sont contracturés en extension. La respiration paraît fréquente. Une nappe de pus sort de l'ouverture palpébrale droite.

4 juin. — Ce matin on ne constate plus de pus ; l'œil paraît normal.

L'opéré paraît un peu mieux ; la respiration est cependant fréquente. On constate également un petit tremblement de la tête qui dure quelques instants. Le chat peut se maintenir sur ses quatre pattes. La plaie ne suppure pas du tout.

Température rectale : 38°1 (chat témoin 38°7).

Le garçon de laboratoire dit avoir constaté ce matin une crise convulsive. Aujourd'hui, le chat se serait alimenté, alors qu'hier il a pris peu de nourriture.

Vers 3 heures de l'après-midi, l'opéré vient spontanément se coucher à côté du garçon, et, pour cela il a dû grimper à une hauteur de 45 centimètres environ. Il reste là une heure à peu près quand, tout d'un coup, il se couche sur le côté, étend les quatre membres contracturés et meurt au bout d'une demi-heure, sans avoir eu de convulsions cloniques (renseignements fournis par le garçon).

Autopsie. — La plaie est bien cicatrisée ; pas de suppuration appréciable. Les corps thyroïdes sont retrouvés ; ils sont relativement pâles, surtout le droit. Les récurrents sont intacts. Rien au cerveau, aux poumons et à l'abdomen.

Ablation complète de la thyroïde et des quatre parathyroïdes (Thyroparathyroïdectomie) (Jeandelize, dans sa thèse. p. 45).

21 mai 1901. — Chat âgé de sept semaines, pesant 527 grammes.

Thyro-parathyroïdectomie totale en un temps, vers 5 heures du soir, sous chloroforme...

22 mai. — On trouve l'animal étendu par terre, le museau reposant sur le sol...

Le chat n'a pas la force de se tenir debout, laisse les pattes dans la situation où on les place ; on constate que le premier segment de la patte antérieure gauche reste fléchi.

Respiration : 40 à la minute.

Ne boit pas.

Le soir, vers 4 h. 1/2, même état. On fait une injection d'une demie-ampoule de thyroïdine Noël au 1/5.

23 mai. — L'animal semble plus éveillé et plus fort; il est moins affaissé sur lui-même.

24 mai. — Température rectale : 35°6 (animal témoin de même portée : 38°5).

Malgré cet abaissement de la température, l'opéré va mieux. Le soir, vers 4 heures. le chat paraît bien marcher, mais avec lenteur ; il manque de vivacité. On le prend en main, puis on le repose à terre ; à ce moment, il roule sur lui-même et se couche sur le côté gauche, pris de convulsions cloniques, qui durent quelques secondes ; suit après de la contracture des quatre membres avec trismus. L'animal ne tarde cependant pas à se remettre et à marcher.

Deux heures après, on revoit de nouveau l'opéré. On venait également de toucher à l'animal quand, brusquement, il se roule à terre, est pris de convulsions cloniques et toniques avec stertor, trismus, opisthotonos. C'est une véritable crise épileptiforme qui dure une demi-minute environ, puis l'animal se relève et se remet à marcher.

25 mai. — On constate encore quelques crises avec mouvements convulsifs.

Temp. rectale : 36 degrés (témoin : 38°6).

26 mai. — On prend l'animal en main, on le repose à terre On le voit alors se dresser sur les pattes postérieures, la tête haute, puis il retombe sur les pattes de devant ; il avance ainsi en faisant ce saut plusieurs fois tout en décrivant une circonférence. Il tombe alors sur le côté, est pris de convulsions toniques puis cloniques, de stertor, de coma. Cela dure quelques instants, puis l'animal se relève et tout rentre dans l'ordre. Il pousse fréquemment des gémissements.

Temp. rectale : 35°5.

26 mai ou 29. — Même état.

29 mai. — Il refuse toute nourriture. Le matin, on le trouve étendu sur le côté droit, gémissant de temps en temps, pris de convulsions, ayant aussi une respiration très ralentie.

A quatre heures de l'après-midi, il est trouvé mort.

Autopsie. — Poids de l'animal mort ; 327 grammes; il a donc perdu 200 grammes depuis le jour de l'opération. La cicatrice du cou est normale. Les récurrents paraissent intacts. Pas de thyroïde accessoire. Le thymus et les autres organes *paraissent normaux.*

Lapin.

Parathyroïdectomie (Ablation des quatre glandules).

On n'a jamais pu enlever chez le lapin les quatre glandules. Les parathyroïdes externes sont facilement extirpables, à cause de leur situation que nous avons signalée au chapitre précédent; mais il en est tout autrement des glandules internes qui sont incluses dans le parenchyme thyroïdien et dont on n'a pas encore très nettement fixé la situation.

Aussi faut-il compter comme une simple ablation des glandules externes toutes les opérations dites « parathyroïdectomies » faites *chez le lapin par Rouxeau (Soc. biol.* Paris, 1897), par Gley (*Soc. biol.*, Paris, 1897), par Reynier et Paulesco (*Journal de médecine interne*, 1899), etc...

Mais si les quatre glandules seules sont très difficilement isolables, on réalise bien, par contre, une parathyroïdectomie complète lorsqu'on enlève les glandules externes et la thyroïde tout entière, qui contient, comme nous l'avons dit, dans son épaisseur, les glandules internes. Voici, à ce sujet, une de nos expériences :

Exp. I. — *Ablation complète de la thyroïde et des quatre parathyroïdes (thyroparathyroïdectomie).*

Lapin âgé de deux mois et demi, opéré le 20 novembre 1901. Ablation des thyroïdes.

Les deux parathyroïdes externes que nous découvrons facilement en attirant au dehors le muscle sterno-thyroïdien sont enlevées complètement.

25 novembre. — Jusque-là, l'animal s'est bien porté et n'a présenté aucun trouble. Mais, le 25 novembre, nous le trouvons apathique, somnolent.

26 novembre. — Nous trouvons le lapin couché sur le flanc, les quatre pattes dans l'extension complète et contracturées. La tête est portée par la contracture des muscles de la nuque fortement en arrière. La contracture est généralisée. Nous soulevons le lapin par les oreilles et essayons de le replacer sur ses pattes. Il retombe aussitôt sur le flanc, tout le corps convulsé et les pattes redevenues dans l'extension. Le regard paraît vif encore. Apparition d'une dyspnée qui va en augmentant de plus en plus, et l'animal meurt dans cet état.

Nous pourrions relater encore plusieurs expériences du même genre, mais elles se ressemblent toutes, aussi nous paraît-il inutile d'insister.

Exp. II. — *Ablation partielle des parathyroïdes chez le lapin.*

Nous relaterons ici les résultats de la série d'expériences faite par Rouxeau et de celle de Gley.

Expériences de Rouxeau. — Extirpation isolée des glandules parathyroïdes chez le lapin (il s'agit ici seulement des glandules externes). Voici les résultats obtenus par cet auteur : sur 17 lapins opérés, 14 ont présenté des accidents nerveux, que Rouxeau dit être très analogues à ceux qu'on observe après la thyroïdectomie complète, c'est-à-dire « complétée, suivant la méthode de Gley, par l'extirpation des glandules parathyroïdes externes ». Rouxeau constate que ces accidents nerveux furent en général plus légers, plus fugaces. « Dans six cas cependant, ils furent très marqués et parfois singulièrement persistants. »

Remarque. — Si les lapins opérés par Rouxeau n'ont pas présenté des accidents mortels, c'est qu'on leur avait laissé les parathyroïdes internes, unies à la thyroïde, et qu'elles ont suppléé dans la suite à l'absence de leurs congénères. Les troubles nerveux observés ont été certainement le résultat d'une insuffisance parathyroïdienne ; mais elle n'a été que passagère, et l'animal a survécu.

Expériences de Gley. — Gley opère 9 lapins auxquels il extirpe les glandules externes. Résultat : 3 d'entre eux meurent 18 heures, 40 heures et 3 jours après l'extirpation des glandules, en présentant les troubles nerveux typiques (convulsions). Le quatrième a présenté le lendemain quelques troubles nerveux légers, et *Gley nous dit que sur les cinq autres, il n'a observé aucun phénomène morbide.*

Remarque. — Nous ne pouvons pas expliquer pourquoi les trois premiers lapins ont eu des accidents mortels sans admettre que chez eux la glandule parathyroïde interne manquait ; quant aux autres, ils nous prouvent une fois de plus que l'ablation partielle des parathyroïdes n'entraîne pas la mort.

Oiseaux (Recherches personnelles).

Les auteurs qui ont expérimenté sur les oiseaux jusqu'ici ne sont pas arrivés à un résultat positif. Peu d'opérations il est vrai ont été faites sur les parathyroïdes.

Expériences antérieures.— Allara (*Lo sperimentale* 1885) a fait des thyroïdectomies sur le poulet et n'a pas observé d'accidents consécutifs. Ewald et Rockwell (*Archiv. fur die ges. Physiol.*, 1890) qui firent des ablations de thyroïde sur le pigeon n'ont rien obtenu non plus. Seul Moussu (thèse Paris, 1896-97, *Soc. biol.*, 1897) a pu obtenir par l'ablation des thyroïdes des troubles trophiques chez le poulet. Dans sa thèse il a représenté le poulet à côté d'un autre témoin, et le résultat est bien évident.

Jusqu'ici donc aucune investigation n'a été portée sur les parathyroïdes de l'oiseau, et nous le comprenons aisément, car la difficulté opératoire est fort grande. L'ablation des parathyroïdes chez l'oiseau est une opération très délicate. Pour s'en convaincre, il suffira de se reporter au chapitre précédent où nous avons décrit la situation profonde des glandules chez le poulet.

Nous avons voulu nous rendre compte des effets que produiraient l'ablation des parathyroïdes chez le poulet, et voici les diverses expériences que nous avons faites avec le manuel opératoire que nous avons employé.

Exp. I. — *Jeune poulette.*

Opérée le 13 novembre à 2 heures de l'après-midi.

Technique expérimentale. — Le procédé opératoire dont il faut se servir pour arriver jusqu'au système thyroïdien chez le poulet est celui-ci : Après avoir fait une incision cutanée de 6 à 8 centimètres, immédiatement au-dessus du bréchet (sternum), à la base du cou, on tombe sur le jabot qui bouche l'entrée du thorax. On le récline à droite ou à gauche pour découvrir largement l'orifice supérieur de la cavité thoracique. On aperçoit alors les deux sacs aériens axillaires (sacs cervicaux de Sappey). De chaque côté de la ligne médiane, entre la trachée et le sac aérien, se trouve la thyroïde. Elle est appliquée sur la carotide, un peu avant l'émergence de la vertébrale. Elle est, d'autre part, en rapport très intime avec la jugulaire qui longe son bord externe. Au-dessous de la thyroïde, appliquées tout à fait contre la paroi du sac aérien et quelquefois très profondément, mais toujours accolées à la paroi de l'artère carotide, se trouvent les parathyroïdes au nombre de deux de chaque côté, souvent soudées l'une à l'autre (glandules III et IV de Verdun). Il faut, pour les découvrir, décoller souvent dans une étendue variable la paroi du sac aérien qui est appliquée solidement sur ces diverses formations. D'où le danger de la rupture de ce sac et aussi des hémorragies violentes par rupture des parois vasculaires qui, chez le poulet, sont excessivement friables.

Chez cette poule, nous avons ôté les deux thyroïdes, mais l'ablation des parathyroïdes, hâtons-nous de le dire, reste fort douteuse, bien que nous ayons extirpé autant qu'il nous a été possible, tout amas glandulaire voisin de la thyroïde qui nous parut pouvoir être un tissu parathyroïdien.

14 décembre. — Rien d'anormal n'est survenu.

Les jours suivants la poule reprend son état normal.

15 décembre — Aucun phénomène n'a encore apparu, et n'apparait dans la suite.

Exp. II. — *Gros coq* de quinze mois environ, pesant 2100 grammes.

Opération le *27 novembre.*

Chez cet animal nous n'avons pas touché aux thyroïdes. Elles ont été laissées intactes.

A gauche, nous sommes presque sûr d'avoir extirpé les deux parathyroïdes que nous avons trouvées séparées l'une de l'autre. A droite, nous avouons que, malgré tous nos efforts, l'extirpation des parathyroïdes est restée douteuse.

Une hémorragie abondante à droite est arrêtée facilement par un tampon de gaze que nous laissons dans la plaie.

L'animal quelques heures après marche dans le laboratoire, l'air très animé.

30 novembre. — Le coq est dans un état de somnolence, son équilibre ne paraît pas parfaitement stable. Son corps exécute, avec quelques tremblements excessivement faibles, certains mouvements de bascule. La plaie qui s'est infectée est largement débridée et nettoyée avec des tampons de gaze.

4 décembre. — Toute trace d'infection a disparu. L'animal est revenu à son état normal. Il semble en parfaite santé. Dans la suite, aucun trouble n'est apparu.

Exp. III. — *Gros coq* noir et blanc, de huit mois environ, pesant 2400 grammes.

Opéré le 1er décembre. — Ablation des parathyroïdes de chaque côté, en respectant les thyroïdes. Nous sommes sûr d'avoir ôté de chaque côté une grosse glandule qui se trouvait située au-dessous de la thyroïde plus ou moins loin sur la carotide. Nous n'avons rien vu à côté de cet amas glandulaire qui pût ressembler à une glandule parathyroïdienne. Vers la fin, une grosse hémorragie s'étant déclarée à droite, nous avons lié de ce côté la carotide. Réunion de la plaie avec un point de suture seulement au milieu.

2 décembre. — Le matin, apparition d'accidents. Le coq reste immobile à la même place, dans un état de profonde apathie. Ses ailes tombent le long du corps. Sa queue est pendante. Il ne réagit pas aux excitations qu'on lui fournit. Lorsqu'on s'approche de lui brusquement, il demeure immobile, l'air indifférent, n'essayant pas de se sauver. La vue d'un chien du laboratoire amené près de lui ne le fait pas bouger. Son état d'équilibre est très instable. Si on le pousse d'un côté, il cherche à reprendre son équilibre, mais ses mouvements sont raides et il tombe.

Il n'essaye pas de marcher dans la crainte d'une chute. S'il avance un peu, c'est avec un pas lourd, hésitant, une démarche véritablement « ataxique ». Souvent, après avoir fait quelques pas, il tombe, ses pattes sont paralysées et raides ; sa respiration est normale. On note quelques rares tremblements musculaires qui se révèlent par l'agitation des longues plumes.

3 décembre. — Les mêmes phénomènes persistent sans être plus accentués. Quelques rares tremblements des longues plumes de la queue. Respiration normale. Température : 40°4.

Les parties inférieures de la crête ont pâli dans une certaine étendue et sont devenues blanc bleuâtre.

Le coq boit souvent et vomit aussitôt qu'il a avalé.

Abondante diarrhée.

4 décembre. — Les phénomènes de paralysie semblent regresser.

6 décembre. — L'animal se porte mieux, mais sa

démarche est toujours raide. Pour marcher, le coq lève lentement et haut ses pattes et les laisse retomber avec lourdeur sur le sol. De plus, nous observons que le coq a une tendance constante à marcher à reculons mais, en somme, il va bien mieux et devient plus agile.

9 décembre. — Le coq reprend son état normal avec encore cependant une très légère difficulté pour la marche.

Exp. IV. — *Gros coq âgé de quatorze à quinze mois environ, pesant 2200 grammes.*

Opéré le 5 décembre, à onze heures du matin.

Destruction sur place avec une pince hémostatique fine et chauffée des deux thyroïdes, puis à gauche d'une glandule qui doit représenter les deux parathyroïdes. A droite, nous n'avons pas trouvé de glandule bien nette au-dessous de la thyroïde. Légère hémorragie insignifiante à droite.

6 décembre. — Aucun phénomène n'a apparu. Le coq est très agile, plein de vivacité. On aurait peine à croire à première vue, qu'il a subi une opération aussi compliquée, dans la suite aucun phénomène anormal n'apparait.

Exp. V. — *Grosse poule, âgée de six mois environ, pesant 1700 grammes.*

Opération le 9 décembre, à onze heures du matin.

Ablation de chaque côté des deux parathyroïdes et de la thyroïde. Nous avons détruit sur place tous ces organes, au moyen d'une pince hémostatique portée au rouge. Aucune hémorragie ne s'est produite au cours de l'opération. L'animal s'est vite remis du choc opératoire.

10 décembre. — Nous trouvons la poule couchée sur le ventre, les deux ailes étendues. Elle ne peut se tenir sur ses pattes. Celles-ci sont paralysées et les extrémités sont recroquevillées sur elles-mêmes. La poule est indifférente à ce qui se passe autour d'elle, dans une profonde apathie. Lorsqu'on l'approche brusquemement, ou qu'on essaye de lui faire peur d'une façon quelconque, elle reste immobile à la même place, ne fait aucun mouvement de défense.

Quelques vomissements.

Diarrhée abondante.

A 4 heures de l'après-midi, la poule essaye de se soulever sur ses pattes ; elle présente alors un tremblement général, une sorte de convulsion généralisée. La tête, le cou, les pattes sont agités de tremblements très nets.

11 décembre. — Les phénomènes nerveux sont le matin déjà d'une intensité remarquable, nous trouvons la poule étendue sur le flanc, les pattes dans l'extension complète paralysées et contracturées. De temps en temps son corps tout entier est secoué par une crise convulsive ; la tête et le cou sont portés en arrière, dans l'extension forcée et avec des mouvements cloniques. Les plumes s'agitent comme si un violent frisson passait à travers la peau.

Cette crise convulsive dure une demi-minute environ ; après quoi, l'animal tombe dans un profond état d'abattement. Le cou s'étend sur le sol, les paupières se ferment et la respiration qui, pendant la crise convulsive présentait les caractères d'une dyspnée, devient calme. On croirait, si ce n'était le jeu respiratoire du thorax, que la poule est morte. Cependant des secousses musculaires apparaissent de temps en temps dans les pattes.

La crête est rouge violacée, très congestionnée.

Diarrhée séreuse abondante et fréquente.

Vomissements.

Température, dans l'intervalle des crises : 40°4.

La poule meurt à la fin de la soirée au milieu de ces accidents tétaniques.

On se demandera peut-être pourquoi, dans nos expériences d'ablation des parathyroïdes chez le poulet, nous n'avons pas dans tous les cas observer consécutivement des accidents nerveux mortels, comme cela nous est toujours arrivé chez les autres espèces animales citées. La raison est que nous croyons n'avoir pas enlevé toutes les glandules parathyroïdes dont nous ne connaissons pas encore parfaitement la situation chez les oiseaux. Dans nos opérations, nous avons bien, avons-nous dit, extirpé cette masse glandulaire qui se trouve située au-dessous de la thyroïde et qui est composée par les deux parathyroïdes externe et interne (glandules III et IV de Verdun) soudées l'une à l'autre ; mais, comme le dit Verdun » l'existence chez les oiseaux d'une troisième glandule beaucoup plus petite que les deux autres est un fait assez commun. Le plus souvent, elle est incorporée à la thyroïde latérale (poulet-canard) ; cependant, nous l'avons rencontrée aussi complètement isolée (corbeau). Nous ne savons encore si elle prend naissance par un dédoublement des glandules III et IV, ou si son origine doit être recherchée dans les formations post-branchiales. »

Cette petite glandule que signale Verdun, nous ne l'avons pas rencontrée au cours de nos opérations et c'est probablement parce que nous l'avons laissée intacte que les animaux ont survécu. Mais les phénomènes nerveux que nous avons observés chez deux poulets, et qui n'ont été que passagers, sont bien, croyons-nous, les effets d'une insuffisance parathyroïdienne. Exp. II et III.

Dans l'expérience V cependant le résultat est nettement positif : toutes les parathyroïdes ont dû être enlevées, et l'animal est mort après avoir présenté les mêmes accidents que nous avons observés chez les animaux d'autres espèces.

CHAPITRE V.

RÉSULTATS DE L'EXPÉRIMENTATION.

C'est par l'existence, quelquefois constatée, de parathyroïdes supplémentaires chez quelques animaux (chez le chien, par Moussu, Gley, Vassale et Generali) ou par l'ablation incomplète des parathyroïdes dont la situation est connue, qu'il faut expliquer les cas de survie après la parathyroïdectomie.

Dans le cas d'ablation volontairement incomplète de l'appareil parathyroïdien, on n'a jamais observé d'accidents nerveux consécutifs et mortels. Qu'on se reporte à notre expérience II sur le chien auquel nous avons fait une ablation incomplète des parathyroïdes et qui a survécu longtemps à son opération sans présenter de troubles nerveux, et l'on verra que la survie a été due à la persistance de la glandule parathyroïde externe gauche. Nous avons, d'ailleurs, retrouvé cette glandule à l'autopsie.

Nous pouvons affirmer maintenant, avec tous les auteurs qui se sont occupés de la fonction des parathyroïdes, que leur ablation totale est mortelle pour les animaux.

D'autre part, tous les expérimentateurs ont remarqué que les accidents consécutifs à l'ablation complète de l'appareil thyroïdien (thyroïde et glandules) ou thyroparathyroïdectomie, ressemblaient tout à fait à ceux que l'on observe lorsqu'on a extirpé les seules parathyroïdes, respectant la thyroïde. Par conséquent, les résultats de l'ablation complète du système thyroïdien sont bien dus, non pas à l'ablation de la thyroïde, mais bien à celle des parathyroïdes.

Conditions qui peuvent modifier l'évolution des accidents consécutifs à la parathyroïdectomie.

Influence de l'âge. — Nous savons que les résultats de la thyroïdectomie sont manifestement influencés par l'âge de l'animal qu'on a opéré. En est-il de même pour l'ablation des parathyroïdes ou, si l'on veut, pour la parathyroïdectomie? Voici, à ce sujet, ce que dit dans sa thèse si documentée Jeandelize : « Schiff *(Revue méd. de la Suisse Romande*, 1884), Wagner *(Wiener medic. Blätter*, 1884, p. 771), Horsley *(Virchow's Festschiff*, 1892, et *British med. jour.*, 1892), R. Ewald, cité *in* Gley, *Soc. de biol.* Paris, 1892, p. 979, et *in* Moussu (thèse, Paris 1897, p. 35), Gley *(Arch. de phys.*, 1892, p. 88), Cristiani *(Arch. de phys.*, 1893, p. 46), Capobianco *(Arch. Ital. de biol.*, 1895, t. XXII, p. 43), Rosenblatt *(Arch. des sc. biol. de St-Pétersbourg*, 1895, t. III, p. 62), tous ces auteurs ont démontré que la thyroparathyroïdectomie présente une plus grande gravité chez les animaux jeunes que chez les adultes. Gley déclare que les accidents débutent avec d'autant plus de rapidité que l'animal est plus jeune et que leur apparition est plus précoce (22. 23, 30 heures après l'opération) se voit chez de jeunes bêtes ; Capobianco déclare que la mort arrive avec plus de rapidité chez de jeunes animaux et que les symptômes sont aussi plus graves ».

« Bien que certains auteurs, en particulier Albertoni et Tizzoni, Rogowitch, prétendent que l'âge n'a pas d'influence sur les suites de la thyroparathyroïdectomie, il est préférable de s'en tenir aux affirmations certaines des nombreux auteurs que nous avons cités. »

Nous sommes parfaitement de l'avis de Jeandelize et de ces auteurs. Dans nos expériences sur différentes espèces animales, nous avons toujours observé que les accidents nerveux consécutifs à l'ablation des parathyroïdes apparaîssaient chez les jeunes animaux plus vite que chez les adultes et avec une intensité plus forte. De plus, la mort chez les jeunes est plus rapide. Nous l'avons, en particulier, vérifié sur le poulet.

Transfusion. — Lorsque les accidents nerveux éclatent, on a pu obtenir une atténuation, une rémission passagère de ces troubles par la transfusion du sang d'un animal sain à un animal malade. Ce n'est là évidemment qu'un moyen palliatif, auquel on fut conduit en pensant que les animaux thyro-parathyroïdectomisés subissaient de ce fait une véritable intoxication. Colzi (*Lo sperimentale*, 1884), put ainsi faire cesser les accidents tétaniques chez un animal pendant deux jours : les accidents après ce laps de temps reprirent leur marche aiguë et furent de nouveau atténués par une seconde transfusion.

Cannizaro (*Deuts. med. Wochens.*, 1892) par le

même moyen a pu sur deux chiens obtenir une survie d'un mois.

Saignée et injection de sérum artificiel. — Fano et Zanda (*Archivio per le sc. mediche*, 1899) ont obtenu une action palliative par des fortes saignées suivies d'injections de sérum artificiel.

Effets des médicaments antispasmodiques sur l'évolution des accidents tétaniques. —On a remarqué que toutes les substances qui diminuent l'excitabilité du système nerveux avaient une influence manifeste sur les troubles convulsifs. Il enest ainsi de l'antipyrine (Gley. *Arch. physiol.*, 1892), du chloral (Gley, Ughetti (*Riforma medica*, 1900), du bromure de potassium (Cannizaro. *Bollettino mensile dell' Academia gioenia di scienze naturali in Catania*, 1891).

Greffes Opothérapie. — Schiff, qui fut un des premiers à signaler les accidents consécutifs à l'ablation de l'appareil thyroïdien, avait déjà remarqué que l'on pouvait atténuer ou même supprimer les effets de l'ablation en greffant, dans la cavité abdominale de l'animal opéré, d'autres corps thyroïdes pris sur des animaux de la même espèce.

Cristiani, dont on trouvera plus loin la liste des travaux, s'est occupé beaucoup de cette question des greffes.

Il en a fait, au point de vue de leur évolution histologique, une étude minutieuse et a montré qu'une greffe, qui a pris, préserve toujours les animaux des accidents connus.

Avec Ferrari (thèse Genève, 1897).Cristiani a démontré que la greffe parathyroïdienne était possible. Lusena

(*Fisio pathologica dell' apparecchio tiro-paratiroïdeo*, 1899, Florence), a confirmé par de nouvelles expériences l'opinion de Cristiani et Ferrari; grâce à la fixation de greffes parathyroïdiennes chez les chiens auxquels il avait extirpé ces glandules, il a pu obtenir chez ces animaux une très longue survie.

Les greffes ne sont pas le seul moyen que nous possédons de parer aux accidents. L'injection intraveineuse d'extrait des glandules parathyroïdes produit aussi, bien que passagèrement il est vrai, une action sédative sur les phénomènes nerveux. Gley, à ce sujet, s'exprime ainsi : « J'ai été amené, dit-il, à rechercher l'effet des injections du liquide obtenu par la trituration du corps thyroïde (c'est évidemment un suc thyroparathyroïdien (sur les animaux sains et sur les animaux thyroïdectomisés.

Sur les premiers, on n'obtient rien de caractéristique; mais sur les chiens thyroïdectomisés (c'est-à-dire thyroparathyroïdectomisés et présentant des accidents convulsifs graves), les effets sont des plus remarquables. Si on pratique une injection intraveineuse avec ce liquide, alors que le chien présente déjà, depuis vingt-quatre heures par exemple des accidents graves : marche titubante ou même impossibilité de se tenir debout, contractions violentes et incessantes de tous les membres, polypnée, etc...

Au bout de quelques minutes on voit ces accidents disparaître : peu à peu, les accès convulsifs diminuent d'intensité et bientôt cessent complètement; la respiration reprend son rythme normal, la paralysie des extenseurs disparaît, l'animal se tient debout, marche bien, se met à boire (ce qu'il ne pouvait faire à cause des contractions incessantes des masséters et des muscles de la langue et de la dysphagie) et, un un peu plus tard, se met à manger.

Le plus souvent les accidents reparaissent le lendemain, mais on peut les faire cesser par une nouvelle injection.

C'est seulement dans quelques cas où l'injection avait été faite beaucoup trop tardivement, c'est-à-dire bien trop longtemps après le début des accidents et quand ceux-ci étaient devenus trop intenses, que je l'ai vue rester inefficace... Il n'est pas nécessaire de pratiquer ces injections avec le suc extrait de thyroïdes provenant d'animaux de même espèce. Ainsi, sur le chien, j'ai obtenu les mêmes résultats que ceux décrits ci-dessus avec du suc extrait de thyroïdes de mouton... Vassale a obtenu des résultats qui concordent avec les miens... On appréciera sans doute l'importance de ces données nouvelles au point de vue de la physiologie générale des glandes, données qui paraissent confirmer certaines des idées émises par M. Brown-Séquard sur cette physiologie. »

CHAPITRE VI

LÉSIONS ET AUTRES MODIFICATIONS OBSERVÉES DANS L'ORGANISME CONSÉCUTIVES A L'ABLATION DES PARATHYROIDES OU A LA THYRO-PARATHYROIDECTOMIE

Quelle est la lésion de l'organisme qui produit après la parathyroïdectomie ou la tyro-parathyroïdectomie, les troubles graves observés? Les symptômes convulsifs et tétaniques nous révèlent que c'est le système nerveux qui est le plus altéré. L'anatomie pathologique est-elle capable de nous l'expliquer?

Certains auteurs ont vu des lésions nettement caractérisées dans les parties centrales du système nerveux ou dans les nerfs périphériques, d'autres ont décrits même des lésions systématisées, localisées en des points déterminés de la substance cérébrale; d'autres enfin n'ont rien trouvé de caractéristique.

D'une façon générale, on a observé certainement dans le système nerveux des troubles d'ordre circulatoire consistant en congestions et même en hémorragies; mais rien jusqu'ici de bien déterminé comme localisation.

A côté de cette hyperhémie de la substance cérébrale, on a noté aussi des congestions viscérales multiples: rein, foie, intestin, voire même des ecchymoses à la surface des muqueuses. On a trouvé quelquefois la vésicule biliaire rétractée, des œdèmes pulmonaires, etc...

Nous n'avons pas lieu de nous étonner qu'on n'ait découvert dans l'organisme que ces lésions banales des tissus ; car les troubles observés chez les animaux qui ont subi l'extirpation des glandules parathyroïdiennes semblent bien être la manifestation d'une intoxication aiguë, bien que la physiologie n'ait pas encore indiqué le mécanisme de cette intoxication.

Puisqu'il en est ainsi, on devait trouver dans les liquides de l'organisme des modifications d'un autre ordre en rapport avec la nature toxique des accidents observés.

Modification du sang et d'autres tissus. — L'étude du sang a montré généralement une augmentation des globules blancs et une diminution des globules rouges.

Albertoni et Tizzoni ont constaté chez les chiens qui avaient subi une thyro-parathyroïdectomie, une diminution de la quantité d'oxygène du sang. Tandis que le sang artériel d'un chien normal contient 17,8 pour 100 d'oxygène, le sang artériel d'un chien ethyroïdé n'en contient plus que 8 à 11 pour 100.

Masoin a trouvé que la quantité relative d'oxyhémoglobine diminue de plus en plus dans le sang des animaux à mesure que les accidents s'aggravent,

Bottazzi, Gley et Langlois ont constaté « une diminution manifeste et persistante de la résistance des globules rouges. »

La transfusion du sang, les saignées, les injections du sérum artificiel dont nous avons montré antérieurement les bons effets sur les chiens thyro-parathyroïdectomisés sont des données thérapeutiques qui viennent encore confirmer cette idée de la toxicité du sang chez les animaux.

Gley a montré la toxicité du sérum du sang des chiens thyroïdectomisés

Rossi et Vassale ont constaté que l'injection d'extrait des muscles provenant d'animaux éthyroïdés détermine chez les animaux sains de l'abattement, des vomissements, de la contracture, de l'ataxie, des convulsions, phénomènes qui rappellent ceux des animaux thyro-parathyroïdectomisés.

Variation de la toxicité urinaire. — La toxicité des urines des chiens éthyroïdés a été trouvée augmentée par Laulanié et Gley presque simultanément (1891).

Masoin a repris ces expériences et il formule ainsi ses conclusions :

1° La toxicité urinaire s'élève après la thyroïdectomie ;

2° La courbe de toxicité suit sensiblement celle des accidents ;

3° La toxicité s'élève considérablement au moment des attaques épileptiformes et des accès de polypnée.

CHAPITRE VII

COMPARAISON DES TROUBLES CONSÉCUTIFS A LA PARATHYROIDECTOMIE AVEC CEUX PRODUITS PAR L'ABLATION DE LA THYROIDE SEULEMENT

Nous venons, dans les chapitres précédents, de décrire dans tous ses détails les troubles qui apparaissent chez l'animal après l'ablation des parathyroïdes.

Ce travail d'analyse fait, nous allons maintenant, dans un court tableau, résumer les grandes lignes qui nous ont été fournies par les données expérimentales et, pour mieux les mettre en relief, nous allons les opposer aux résultats que donne l'ablation de la seule thyroïde.

1° *Résultats de l'ablation de la glande thyroïde chez les animaux* (syndrome thyroïdo-prive). — Le début des troubles consécutifs est lent à se manifester, insidieux. L'âge de l'animal opéré a une influence très nette sur son apparition. Les symptômes sont d'autant plus précoces et plus rapides dans leur évolution que l'animal est plus jeune. C'est le défaut de croissance que l'on remarque tout d'abord dans ce cas. Comparé à un animal témoin, l'opéré reste petit et rabougri.

Le développement du squelette est, en effet, arrêté et l'animal observé devient un nain. Ce n'est pourtant pas un rachitique, car il n'a pas de déformations osseuses.

Ces troubles trophiques, si marqués déjà sur le système osseux sont encore bien plus manifestes au niveau de la peau et de ses annexes. La peau est infiltrée, molle, boursouflée, ou d'autres fois plissée, ratatinée, atrophiée. Le poil de l'animal s'allonge et devient rude

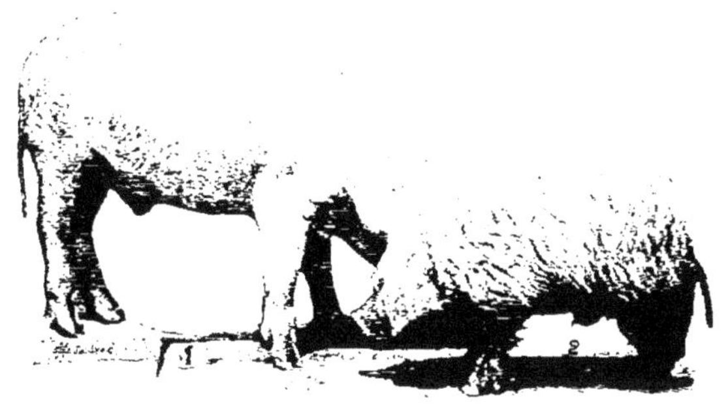

FIG. 5. — 2 : Animal éthyroïdé. — 1 : Animal témoin. (Thèse de Moussu).

et hérissé. Parfois, on remarque un autre genre de troubles trophiques : « Le poil, dit Jeandelize, tombe et l'animal devient presque glabre ; un lapin ne présentait plus que quelques touffes de poils. Cette perte de la fourrure laisse voir une peau plissée, grasse, recouverte d'un enduit sébacé et pelliculaire tout comme la peau grasse du myxœdémateux. »

A cette période, l'animal a un aspect bien caractéristique que montre nettement la figure empruntée à la thèse de Moussu, et dans laquelle on voit un porcelet éthyroïdé.

L'animal est apathique, amaigri dans certains cas, lourd et boursouflé dans d'autres. Il ne réagit que faiblement aux excitations extérieures. Il demeure indifférent et indolent.

Son appétit sexuel est aboli; les testicules, d'ailleurs comme les ovaires, sont altérés dans leur structure et subissent comme tous les tissus l'atrophie ou l'arrêt de développement, comme l'a montré von Eiselberg.

Du côté du système nerveux, on a noté seulement certains phénomènes de paralysie qui surviennent tardivement, peu de temps avant la mort, mais rien de bien net à ce sujet.

De Cyon a remarqué chez des lapins thyroïdectomisés une désorganisation complète dans le fonctionnement des nerfs cardiaques et vaso-moteurs, et il a trouvé que ces phénomènes observés étaient comparables à ceux que présentent les hommes porteurs de goitres.

Du côté des urines, il résulte des recherches de Jeandelize faites en collaboration avec Pagel, qu'après la thyroïdectomie « il se produit une diminution d'élimination de l'urée et des chlorures et une augmentation de celle des phosphates ». C'est bien là un symptôme de dénutrition générale comme ces auteurs le constatent et cette phosphaturie semble bien en rapport avec l'état du squelette.

La température des animaux thyroïdectomisés baisse de plus en plus jusqu'à la mort. Et, c'est dans cet état de cachexie qu'ils s'éteignent.

2° *Résultats de l'ablation des parathyroïdes (syndrome parathyroïdo-prive).* — Ici la symptomatologie est tout à fait différente. Les accidents apparaissent rapidement du deuxième au dizième jour après l'opération; parfois même, ils se montrent déjà au bout de vingt-quatre heures. Ce début est peut-être plus rapide, mais nous n'osons encore l'affirmer, chez les animaux jeunes. Il se révèle par de l'inappétence et des troubles digestifs plus graves : vomissements et diarrhée. L'animal boit beaucoup, mais il rend tout de suite ce qu'il a bu; les selles sont fréquentes, abondantes, séreuses et même quelquefois sanguinolentes. Puis des phénomènes parésiques, puis paralytiques apparaissent, d'abord localisés (train postérieur souvent pris le premier), puis géneralisés. La démarche devient pénible, lourde ; l'animal se meut difficilement et demeure dans une sorte d'apathie.

La réaction du système nerveux qui attire surtout l'attention devient ensuite plus violente ; des contractures surviennent partielles d'abord puis envahissent rapidement tous les muscles. Des frémissements musculaires parcourent le corps tout entier; l'animal paraît grelotter. De temps en temps des secousses violentes très manifestes, surtout sur les membres, se montrent dans les masses musculaires. La période des grands troubles nerveux va commencer. L'animal à un moment se couche de tout son long sur le sol et des convulsions cloniques éclatent dans tout son corps et agitent ses pattes, dans des mouvements désordonnés. Nous avons vu une fois un de nos chiens, les pattes levées en l'air, et secouées par les convulsions comme des membres de polichinelle. Et pendant toute la crise le chien poussa de longs cris aigus et plaintifs.

D'autres fois ce sont des convulsions tétaniques qui apparaissent ; l'animal est étendu sur le flanc, les quatre membres raidis dans l'extension complète, dans une véritable rigidité cadavérique.

Pendant les crises nerveuses, la respiration est accélérée et il y a tachycardie.

Dans l'intervalle des crises, l'animal reste indifférent; il essaye de faire quelques pas, son intelligence semble conservée. Puis de nouvelles crises surviennent qui se rapprochent de plus en plus en augmentant d'intensité; elles finissent par devenir subintrantes et l'animal meurt dans une crise convulsive.

On a observé les caractères de la température chez les animaux parathyroïdectomisés et on a remarqué qu'elle restait abaissée au-dessous de la normale et qu'elle s'élevait au moment des crises convulsives ou tétaniques, en même temps que la polypnée apparaissait ; ce dernier symptôme, la polypnée, donne, au dire de Gley, un bel exemple de ce que Charles Richet a appelé : la polypnée thermique d'origine centrale.

Les urines sont rares et on y a trouvé très souvent de l'albumine. La toxicité urinaire est augmentée chez ces animaux et s'élève considérablement, comme l'a montré Masoin, au moment des crises épileptiformes.

La mort des animaux parathyroïdectomisés survient au milieu de ces troubles nerveux et du redoublement des symptômes digestifs, dans un délai qui varie de deux à huit jours après l'opération.

Résumé. — Telles sont donc les différences fondamentales qui séparent les troubles consécutifs à l'extirpation de la glande thyroïde de ceux qui suivent l'ablation des parathyroïdes. D'un côté: troubles trophiques survenant lentement, amenant la cachexie et produisant la mort de l'animal au bout d'un temps souvent fort long ; de l'autre : phénomènes nerveux, à grand tapage, survenant rapidement après l'opération et produisant la mort de l'animal à brève échéance.

CHAPITRE VIII

TROUBLES CONSÉCUTIFS A L'INSUFFISANCE DE LA FONCTION PARATHYROIDIENNE OBSERVÉE CHEZ L'HOMME.

Accidents post-opératoires dans les cas d'intervention sur le corps thyroïde (thyroïdectomie). — Ce sont ces accidents observés très souvent par les chirurgiens et sur lesquels Reverdin, le premier, attira l'attention des médecins et des physiologistes. Ils consistent en tremblements, en crampes dans les membres, tachycardie, convulsions cloniques ou tétaniques survenant sous forme de crises. Rauzy, dans sa thèse de Lyon (1897) sur les phénomènes d'intoxication dans les opérations pour goitre, inspirée par M. le professeur Poncet, résume à ce sujet une observation du Dr Lentz, communiquée au Congrès de chirurgie de Paris (1893). Elle est assez typique pour que nous la présentions ici « malade entrée pour goitre énorme qui paraissait en voie de dégénérescence maligne. Aucune difficulté dans l'opération. Le quatrième jour, crampes dans les mains et les pieds. Trismus. T. = 38 degrés, alors que les jours précédents elle était restée à 37°3.

Régulièrement, deux accès par jour qui se présentent sous forme de crampes toniques dans les mêmes muscles (fléchissures des extrémités supérieures et inférieures, masséter et muscles de la face à laquelle ils donnaient la conformation du rire sardonique). Leur durée était d'une régularité mathématique. Douleurs atroces que ne pouvaient calmer les opiacés, ni le chloral. »

Mais les accidents nerveux post-opératoires peuvent encore acquérir plus d'intensité : les convulsions peuvent se généraliser, toniques ou cloniques ; on assiste à vraie crise épileptiforme.

Dans certains cas, ces symptômes qui sont de tous points comparables à ceux de nos chiens parathyroïdectomisés peuvent s'amender et, finalement, disparaître. Mais, s'il existe une forme passagère d'insuffisance parathyroïdienne post-opératoire, dans des cas trop nombreux, les accidents tétaniques deviennent plus intenses; les crises convulsives, devenues plus graves, se rapprochent jusqu'à devenir subintrantes et le malade succombe au milieu de ces désordres nerveux

L'interprétation de ces phénomènes, à l'heure actuelle, est faite par tout le monde : c'est bien l'ablation des parathyroïdes qui les produit.

Une autre question est venue se poser. A-t-on observé chez l'homme des faits cliniques qui peuvent faire penser à une insuffisance fonctionnelle des parathyroïdes en dehors des interventions chirurgicales sur la thyroïde ?

Ces glandules peuvent bien être malades comme tout autre organe et subir, comme toutes les glandes de l'organisme, l'influence d'une infection comme l'a montré Garnier dans sa thèse de Paris (1899). De Santi,

(*Rev. hebd. de laryngologie*, 1900, p. 103) a même publié l'observation d'une tumeur bénigne développée aux dépens d'une parathyroïde. Il existe donc certainement, dès à présent, des cas de lésions observées sur des parathyroïdes.

Jeandelize, dans sa thèse de Nancy (1902) a recherché s'il existait des faits pathologiques qu'on pût interpréter comme *une insuffisance fonctionnelle spontanée des parathyroïdes*

Insuffisance parathyroïdienne spontanée. — Jeandelize rapporte qu'au Congrès français de médecine de Toulouse, dans leur mémoire sur les convulsions chez l'enfant, les professeurs d'Espine, de Genève et Moussous, de Bordeaux, ont attiré quelque peu l'attention sur la participation possible de l'insuffisance thyroparathyroïdienne dans la pathogénie de ces convulsions.

Les accès convulsifs sont-ils fréquemment observés chez les enfants myxœdemateux ?

Jeandelize conclut de ses recherches à leur très grande fréquence. Et chez ceux qui ne sont pas des myxœdémateux, les convulsions peuvent-elles, dans certains cas, reconnaître la même pathogénie : l'insuffisance parathyroïdienne ? Jeandelize dit : « la thyrothérapie est venue encore donner un appui à cette opinion. En effet Yung, Gottstein, Breisach, Murray, Hutinel, Maestro, Byron Bramwell, ont rapporté des cas soit de tétanie, soit de spasme de la glotte chez des sujets non entachés d'hypothyroïdie, améliorés et même guéris par l'opothérapie. Ces cas ont été réunis dans les rapports de Mossé et d'Ausset, aux Congrès de Montpellier et de Nantes. Ce traitement est une preuve en faveur de l'origine thyroïdienne des convulsions et n'infirme pas l'influence possible des parathyroïdes, car on sait que les extraits thyroïdiens du commerce renferment les sucs thyroïdien et parathyroïdien », et Jeandelize ajoute que « de l'ensemble de ces considérations, on est en droit de conclure qu'il existe *certains phénomènes convulsifs de l'enfance dépendant vraisemblablement de l'insuffisance parathyroïdienne.* Mais il ne faut évidemment *pas généraliser* cette théorie ».

Jeandelize cherche ensuite si on peut établir des rapports entre l'insuffisance parathyroïdienne et la *tétanie de l'adulte*, l'*épilepsie* et l'*éclampsie puerpuérale.*

Dans un article paru dans la *Presse médicale* (1902) sous le titre « Insuffisance des organes thyro-parathyroïdiens et Eclampsie », Fruhinsholz et Jeandelize s'expriment ainsi : « On ne discute plus sur la réalité des phénomènes d'intoxication dont elle est (l'éclampsie) la manifestation... On est moins exactement et surtout moins complètement fixé sur l'origine de cette intoxication : d'après les données actuelles, cette origine serait très variée, mais encore incertaine sur certains points... Il y a certainement des éclampsies par insuffisance rénale, primitive ou secondaire ; il y très certainement aussi des éclampsies par insuffisance hépatique (Pinard et Bouffe de Saint-Blaise « Les autointoxications de la grossesse » *Actualité médicale*, 1899) ; quelques auteurs ont émis l'hypothèse d'une insuffisance thyroïdienne — attribuable à certains cas déterminés. (Verstrœten et Vauderlinden, Nicholson) — à rapprocher par son mécanisme de l'insuffisance hépatique : c'est cette dernière hypothèse que nous nous proposons d'envisager...

Les fonctions thyroïdiennes, ainsi qu'il résulte de nombreuses recherches pratiquées dans ces dernières années, sont surtout des fonctions de défense : le corps thyroïde s'opposerait par sa sécrétion à l'activité nocive de certaines toxines élaborées dans l'organisme, en les transformant...

Lange (*Zeitsch für Geburt. and Gynäkol.* 1899, XL, p. 34) examinant une série de femmes enceintes à des époques différentes de la grossesse... voit le corps thyroïde s'hypertrophier chez elles dans une forte proportion ; cette hypertrophie survient le plus habituellement du cinquième au sixième mois de la gestation....

Soumettant, avec toute la prudence exigée en pareil cas, dix femmes enceintes atteintes d'hypertrophie thyroïdienne physiologique, gravidique, à l'ingestion de petites doses de thyroïdine ou d'iodothyrine, il constate que le corps thyroïde reprend son volume normal, finit par conséquent de nouveau par échapper à la palpation, au bout de onze à quatorze jours de traitement ; suspend-il la médication, le corps thyroïde ne tarde pas, dans la plupart des cas, à s'hypertrophier de nouveau.

Ces constatations sont évidemment d'un grand intérêt et éclairent d'un jour tout spécial la signification de l'hypertrophie gravidique de la glande thyroïde *normale* en lui attribuant une activité *fonctionnelle* supplémentaire...

Nous-mêmes avons pu constater un cas de grossesse

chez une femme myxœdémateuse, *congénitalement privée de corps thyroïde*, rentrant par suite dans les conditions idéales habituellement exigées de l'expérimentation seule... Dans l'observation suivante (recueillie au service de M. le professeur A. Herrgott), nous voyons une femme myxœdémateuse, donc atteinte d'insuffisance thyroïdienne congénitale, devenue enceinte, être prise au moment du travail, de *phénomènes éclamptiques, mais sans albuminurie préliminaire appréciable*...

Nicholson enfin, qui connaissait les recherches de Lange, a voulu soumettre à la sanction thérapeutique l'hypothèse de l'origine thyroïdienne possible de certaines éclampsies, et il a traité par l'extrait thyroïdien une de ses malades, tertipare, éclamptique, au cours de sa grossesse : elle guérit et continua sa grossesse dans les conditions normales.

Ces faits, tant cliniques qu'expérimentaux, prouvent la relation qui existe entre certains cas d'éclampsie et l'insuffisance thyroïdienne. Mais est-ce bien le corps thyroïde qui est en jeu ici ? Puisque, comme nous l'avons dit, thyroïde et parathyroïde sont fonctionnellement associées, il est possible que, dans certains cas, une lésion de la première entraîne une modification fonctionnelle de la seconde.

Vassale (*Archiv. ital. de Biol*, 1898) qui parathyroïdectonisa *partiellement* une chienne, vit cette chienne être prise de convulsions au moment d'un allaitement forcé. Ne peut-on pas voir dans ce fait expérimental une preuve en faveur de notre hypothèse ? Ne peut-on pas poursuivre cette idée plus loin, et se demander si certains cas d'éclampsie *post partum* ne trouvent pas une explication dans une insuffisance fonctionnelle des parathyroïdes à l'occasion de l'allaitement ?

Quoi qu'il en soit, si l'influence des parathyroïdes, dans *certains cas d'éclampsie* n'existe à l'heure actuelle qu'à titre d'hypothèse, leur étude dans ses rapports avec la gestation doit être reprise. »

CONCLUSIONS

I. Les glandules parathyroïdes sont différentes de la thyroïde, aux points de vue embryologique et histologique.

II. Leur situation est variable pour chaque espèce animale, mais affecte, pour une espèce donnée, un type presque toujours le même.

III. L'étude expérimentale montre que l'ablation complète de ces parathyroïdes est toujours suivie d'accidents aigus, convulsifs et mortels.

La mort arrive, à brève échéance, chez les animaux ainsi opérés.

IV. La persistance d'une seule de ces glandules peut assurer la survie de l'animal.

V. Dans les cas d'ablation complète de l'appareil thyroïdien (thyro-parathyroïdectomie), c'est sûrement, à l'ablation des parathyroïdes qu'il faut rapporter les accidents tétaniques post-opératoires.

VI. Les résultats de l'ablation de la seule thyroïde sont bien différents : ce ne sont pas des accidents nerveux et aigus, mais des troubles trophiques affectant une marche chronique.

VII. Les symptômes consécutifs à la parathyroïdectomie semblent être des phénomènes d'auto-intoxication (toxicité du sérum, hypertoxicité des urines, etc...).

VIII. On a noté chez l'homme une insuffisance parathyroïdienne, consécutive aux opérations de « thyroïdectomie ». De plus on semble admettre aujourd'hui qu'il existe chez lui des faits d'insuffisance parathyroïdienne spontanée.

INDEX BIBLIOGRAPHIQUE

Données expérimentales.

ARTHAUD et MAGON, Soc. biol., Paris, 1891.

ALBERTONI et TIZZONI, Archiv. per le scienze, med. 1886.

CADÉAC et GUINARD, Soc. biol., 2 juin 1894.

CAPOBIANCO, Sur les effets de la thyroïdectomie chez les animaux (Congrès international de Rome. Arch. ital. de biol., 1895).

CAPOBIANCO et MAZZIOTI, Giorn. internazionale delle scienze mediche, 1897).

— Arch. ital. de biol., 1899.

COLZI, Lo sperimentale, 1884.

CRISTIANI, Arch. de physiol., 1893-1895.

— Société de biologie, 1892, 1893, 1895, 1897.

VON EISELSBERG, Sammlung medinischer Schriften, Vienne, 1890.

— Soc. imper-roy. de méd. de Vienne, 1890, 1891, 1892.

— Wiener klin. Woch., 1892.

— Arch. f. klin. Chirurgie, 1894.

— XXIIe Congrès des chirurgiens allemands, 1893.

— Arch. f. pathol. Anat. u. Physiol., 1898.

FANO et ZANDA, Archiv. per le scienze mediche, 1889.

FALKENBERG, Centralblatt. f. klin. Medic., 1891.

— Xe Congrès de médecine interne de Wiesbaden.

FERRARI, th. 1897, Genève.

FUHR, Archiv. f. experim. Physiol., 1899.

Fuhr, Arch. f. experim. Pathol. u. Pharmac., 1889.

Gley, Il serait long de citer ici tous les travaux de Gley sur la question des parathyroïdes. On les trouvera mentionnés dans les comptes rendus de la Société de biologie de Paris, à partir de l'année 1891.

Jeandelize, th. Nancy, 1902.

Herzen, Semaine médicale, 11 août, 8 septembre 1886.

Hofmeister, Beiträge zur klinischen Chirurgie, 1894.

— Deutsche med. Wochensch., 1896.

Horsley, British med. Journal, 1885, 1890, 1892.

Kocher, Soc. allemande de chirurgie, 1895.

— Revue de chirurgie, 1896.

Laulanié, Soc. de biol., 1891.

Lupo, Progresso medico, 1888.

Moussu, Soc. de biol., 1892, Recherches sur les fonctions thyroïdiennes et parathyroïdienne (th. Paris, 1896, 1897).

— Fonctions parathyroïdiennes (Soc. biol., 1897, 1898 et 1899).

Munk, Virchov's Archiv., 1897.

Philipeaux, Soc. biol., Paris, 1884.

De Quervain, Inaugural. Dissertation, Bern., 1893.

Quinquaud, Soc. de biol., 1891.

Reynier et Paulesco, Journal de médecine interne, 1899.

Rogowitch, Arch. de physiol., 1888.

Rouxeau, Soc. biol., 1895, 1896, 1897.

— Arch. de physiol., 1897.

Sanquirico et Canalis, Archiv. per le scienze mediche, 1884.

Schiff, Revue médic. de la Suisse Romande, 15 février, 15 avril, 15 août, 1884.

— Recueil des mémoires physiologiques de Schiff, 1898.

Vassale et Generali, *Sur les effets de l'extirpation des glandes parathyroïdes* (Archiv. ital. de biol., 1896; Rivista sperim. di Frenatria, 1896; Rivista di pathol. nervosa e mentale, 1896; Riforma medica, 1897.

Ver Ecke, Arch. intern. de pharmacodynamie, 1897.

Verstrœten et Vanderlinden, Mémoires de l'Académie royale de médecine de Belgique, 1894.

Wagner, Wiener medinisches Blatter, 1884.

Walther Edmunds, Procedings of the physiol., 1895 (Journal of pathol. and Bacteriol., 1896, 1899).

Lésions et autres modifications de l'organisme consécutives à la parathyroïdectomie et à la thyroparathyroïdectomie.

Albertoni et Tizzoni, Archivio per le sc. mediche, 1886, v. X, p. 45.

Capobianco, Archiv. ital. de biol, 1893, t. XVIII, p. 306.

Fuhr, Archiv. für experim. Pathol. u. Pharmac., 1886, Bd XXI, p. 387.

Lœwenthal, Soc. Vaudoise de médecine, séance du 5 février. 1887.

Lupo, Progresso medico, 1888.

Lusena, Fisio-pathologica de l'apparecchio tiro-paratiroideo, 1899.

Pisenti, Archiv. ital. de biol., t. XXI, p. 15.

De Quervain, Inaugural. Dissert., Bern., 1893.

Rogowitch, Archiv. de physiol., 1888.

Rosenblatt, Arch. des sc. biol. de Saint-Pétersbourg, 1895, t. II.

Sanquirico et Canalis, Archiv. per le scienze mediche, 1884, vol. VIII, p. 215.

Sciolla, Bollettino della R. Acad. medica di Genova, 1894.

Tizzoni et Centanni, Arch. per le sc. mediche, vol. XIV, fasc. 3.

Vassale, Archiv. ital. de biol., 1892, t. XVII, p. 185.

Sang.

Albertoni et Tizzoni, Arch. per le scienze mediche, 1886, vol. X, p. 45.

Bottazzi, Arch. ital. biol., t. XXIII, p. 360.

Breton, th. Lille, 1901, p. 70.
Gley et Langlois, Soc. biol., Paris, 1895, p. 606.
Jeandelize, th. Nancy, 1902, p. 298.
Horsley, British. med. Journal, 1885.
Masoin, Bull. de l'Acad. royale de méd. de Belgique, 1895, 4e série, t. IX, no 1, p. 88.
Mezincescu, Arch. de méd. et d'anath. path., 1902, mars, p. 267.
Pokrovsky, Arch. des sc. biol. de Saint-Pétersbourg, 1897, t. V, p. 319.
Polimanti, Arch. ital. biol., 1896, t. XXV.
Ricou et Hofrichter, Mém. de méd. de chir. et de pharm. militaire, 1870, juillet.

Sérum.

Colzi, Lo sperimentale XXXVIII, juillet, p. 36.
Fano et Zanda, Arch. per le scienze mediche, 1889, t. XIII.
Gley, Archiv. de physiol., 1892, p. 311 et 1895, p. 771.
Rogowitch, Arch. de physiol., 1888.
Sgobbo et Lamari, Rivista clinique e terapeut., 1892, XIV, no 8.

Variation de la toxicité urinaire.

Cadéac et Guinard, Soc. de biol., Paris, 1894, p. 509.
Gley, Soc. biol. Paris, 1891, p. 366.
Laulanié, Soc. biol., Paris, 1891, p. 307 et 1894, p. 187.
Masoin, Soc. biol., Paris, 1894, p. 105.
— Arch. de physiol., 1894, p. 283.
— Arch. de physiol., 1895, p. 368.

Insuffisance de la fonction parathyroïdienne observée chez l'homme.

a) *Insuffisance post-opératoire.*

Byron Bramwell, Brit. med. Journal, 1895.

CHRÉTIEN, De la thyroïdectomie (th. Paris, 1887-88.
COMBE, Revue médicale de la Suisse romande, 1897.
VON EISELSBERG, Ueber Tetanie im Auschlusse an Kropf-operationen, Wien, 1890.
— Die Krankheiten der Schilddrüse, 1901.
KOCHER, Arch. für klin. Chir., 1883, t. XXIX, p. 255.
LUSENA, Fisio-patologica dell'apparecchio tiro-paratiroideo, 1899, Firenze.
J. L et A. REVERDIN, Société médicale de Genève, 13 septembre 1881.
— Revue méd. de la Suisse romande, 1883, p. 323.
WEISS, Sammlung klinischer Vorträge (Volkmann), 1881, n° 189.

b) *Insuffisance spontanée.*

AUSSET, Congrès périodique de gynécologie, d'obstétrique et de pœdiatrie, 3e session, Nantes, 1901.
BASSAL, Tétanie infantile et nourrices goitreuses (th. Toulouse, 1900-01).
BÉZY, XIIIe Congrès intern. de med., Paris, 1900, section de médecine de l'enfance.
BLUMREICH et ZUNTZ, Arch. f. Gyn., Bd LXV, H. 3.
BOUFFE DE SAINT-BLAISE, Les auto-intoxications de la grossesse (Actualités médicales, 1899).
BOURNEVILLE, Cité par Mossé, loc. cit.
BYRON BRAMWELL, Brit. med. Journal, 1895, 1er juin.
D'ESPINE et MOUSSOUS, Congrès français de médecine de Toulouse, 1902.
FRUHINSHOLZ (A.) et JEANDELIZE (P.), Insuffisance des organes thyro-parathyroïdiens et éclampsie (Presse médicale, 1902, t. II).
GARNIER, La glande thyroïde dans les maladies infectieuses, Paris, 1899.
GLEY, Revue générale des sciences pures et appliquées, 1901, 30 octobre.

Gottstein, Versuche zur Heilung der Tetanie mittelst Implantation von Schilddrüse und Darreichung von Schilddrusen Extract nebst Bemerkungen über Blutbefunde bei Tetanie (Inaug Dissert., Breslau, 1895).

Herrgott (A.), Annales de gynécologie et d'obstétrique, 1893, janvier, février.

Jeandelize, in thèse Nancy, 1902, 699.

Lange, Zeitsch. für Geburt., und Gynäkol, 1899, XL.

Lévy Dorn, Berliner klin. Woch., 1896. p. 88.

Mayor, Revue médic. de la Suisse Romande, 1883, p. 523.

Mossé, Congrès de médecine, IVe section, Montpellier, 1898, p. 146 et 147.

Nicholson, The scottish med. a. surgical. Journal. 1901, june, n° 6.

De Santi, Rev. hebd. de laryng., d'otal. et de rhinol., 1900, t, I, p. 103.

Verstrœten et Vanderlinden, Ann. de la Soc. de med. de Gand, 1897.

TABLE DES MATIÈRES

Lyon. — Imp. A. Rey, 4, rue Gentil. — 34768

www.ingramcontent.com/pod-product-compliance
Ingram Content Group UK Ltd.
Pitfield, Milton Keynes, MK11 3LW, UK
UKHW012237240726
13966UKWH00003B/1133